人性照護法 入門

本田美和子、

伊凡・傑內斯特、
Yves Gineste

蘿賽特・馬雷史考特／著
Rosette Marescotti

汪佳穎／譯

前言

　　不論是日本或全世界，人口都急遽地高齡化，醫院內老年病患比例也逐年增加。我身為綜合醫院的內科臨床醫師，近年來也遇到愈來愈多前所未有的狀況。

　　醫院是「治療疾病的地方」，身體發生問題的人會接連不斷地前來接受治療。作為醫師，我的工作便是為前來醫院的人進行診斷，並採取相應的治療。醫師與護理師都學習過疾病發生與發展的專業知識，也學過如何診斷、如何治療。與此同時，我們也累積了許多實際經驗，對於治病，我們有相當的信心。

　　但是，身體較為脆弱的高齡患者就算病治好了，身體也很難恢復過去的健康，這讓人感到痛心。舉例來說，有人因肺炎住院，結果在十天的住院期間內變得沒辦法自己行走與進食。此外，也有人因認知能力衰退，不知自己身在何處，不知道自己正在住院。更有人不明白為何自己需要治療，而自行拔除點滴，使治療無法繼續……

　　這些狀況愈來愈多，也快成為常態。許多人因某些身體問題來到醫院，但當醫院解決了他們的問題，他們卻再也無法回到家中自主生活。

　　原本我們所學的醫學，是以被治療的人必須理解治療的意

義，能夠協助檢查與治療為前提。但要如何讓認知能力退化的高齡者理解治療的意義，我始終迷惘。

就在此時，我得知了在法國，有個照護法對高齡失智者非常有效。為了實際體驗，我在二〇一一年前往法國，學習此一照護的技法，這些技法原則非常具體，也很好實踐。我深深相信，這是在日本也十分可行的照護法。

* * *

人性照護法由伊凡・傑內斯特、蘿賽特・馬雷史考特兩人共同開發。此照護法以溝通為基礎，透過知覺、情緒、言語與被照顧者溝通，當中也探究「人是什麼」、「照護者是什麼」等問題。以這些問題出發，更衍生超過一百五十種實踐技術。不只適用於失智被照顧者、老年被照顧者，也適用於所有需要被照護的人，適用對象非常廣泛。

傑內斯特與馬雷史考特兩人曾是體育學教師。一九七九年，受邀教育醫療照護機構員工如何預防腰痛及協助病患的照護，兩人因此一腳踏入醫療與照護領域。往後四十二年間，他們持續照顧著那些令照護者頭痛的人。

由於傑內斯特與馬雷史考特是體育學專家，所以他們抱持著「活著就要動」、「要動才能活」的理念，致力改革照護方法，特別著重在醫院或機構中臥床及身體有障礙的人們，也大力提倡「到死之前，人都要能站著生活」。

長久累積的照護經驗，催生了「人性照護法」。現今在法國國內，有十一所傑內斯特－馬雷史考特研究所的分支，這些研究機構都致力於讓人性照護法更加普及。在德國、比利時、瑞士、加拿大，也都設有人性照護法的海外據點。並且，二〇一四年時歐洲最古老的大學之一，葡萄牙的科英布拉大學護理系也將人性照護法納入正式課程。

　　「人性」（humanitude）一詞的來源可追溯至一九四〇年代。當時，法屬馬丁尼克島出身的詩人兼政治家艾梅・塞則爾為了讓殖民地的黑人可取回「像黑人」的生活，提出了「黑人性運動」（Négritude）的概念。而後，一九八〇年瑞士作家佛瑞迪・庫洛菲斯坦，在其文章與詩作當中提出了「黑人性運動」的相關思考，並將「像個人類」簡稱為「人性」。

　　即便身體衰退，不得不依賴他人生活，為了讓被照顧者直到生命最後一刻都保有尊嚴、過著「像人」的生活，照護者必須時常對被照顧者釋出「我很重視你」的訊息。只有持續尊重被照顧者的「人性」，才是真正的「人性照護」。這也是伊凡・傑內斯特與蘿賽特・馬雷史考特在一九九五年對人性照護法下的定義，人性照護法，就是從「人性」這個理念產生的。

＊　＊　＊

　　返回日本之後，與我親近的護理師朋友也開始學習人性照

護法，並試圖將所學於日常工作中實踐。我們在日本的照護現場達到了與法國相同的成果，累積了實際經驗。現在，我與一起學習的夥伴也已在日本設立人性照護法的分部。

　　本書是與人性照護法兩位創始者伊凡・傑內斯特、蘿賽特・馬雷史考特，還有受兩位創始者直接指導的護理師一起共同創作的成果。人性照護法的效果有時超乎想像，令人驚豔，因此也有人稱之為「像魔法一樣的照護法」。但人性照護法絕不是魔法，而是任何人都可以學習、進而實踐的技法。本書為人性照護法的入門篇，介紹基礎技術與核心理念。此外，日本國立病院機構東京醫療中心也已開始研習人性照護法，並練習實作的技術。

　　如果本書能為在照護中面臨種種困難的你、為以照護為職志的你、為正在照顧家人的你帶來幫助，那便是我至高無上的喜悅。

國立病院機構東京醫療中心

本田美和子

人性照護法入門
目次

人性照護法是什麼？

1. 照護者與被照顧者

照護現場的日常風景

學習人性照護法時，我們會一邊看照護現場的照片，一邊分析影像。下面這張照片就是較為典型的例子。

浴室裡，兩位照護者正在幫一位高齡女性淋浴。照護者用皮帶固定住這名女性的身體、抓住她的兩手；高齡女性一邊沖澡，一邊發出極大的聲音試圖抵抗。另一方面，進行照護的人不發一語，只默默繼續手邊的工作。

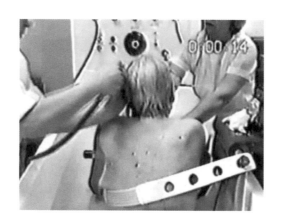

如果不知道場景是發生在照護機構，不知道兩位照護者是正在幫高齡者沖澡，或許會有人以為這畫面是在拷問犯人吧。

但照護者當然不是在施暴，也並非要拷問被照顧者，她們只是盡力完成自己的職責而已。

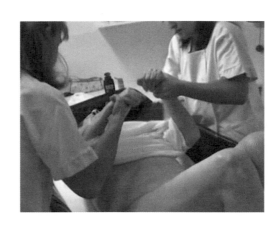

　　從第二張照片可以看到是在幫洗好澡的人穿衣服。照護者從左右兩邊，緊緊握住被照顧者的手腕，並全神貫注地將上衣穿過被照顧者頭部。過程中幾乎沒發出任何聲音，只默默地用正確的手法替他穿上衣服。

　　被照顧者從一開始就用手緊緊夾住身體，隨著照護工作的進行，被照顧者愈來愈不願意配合。沒有人向被照顧者說明現況、沒人直視他的雙眼，兩手又被緊緊握住，這些都可能讓被照顧者的心中產生不安與恐懼。

　　下一頁的插畫，描繪的是口腔照護的場景。為了進行口腔照護，照護者二人組試圖張開被照顧者的嘴巴。他們將被照顧者的手用手套約束住，為了不讓被照顧者的手揮到人，還有一

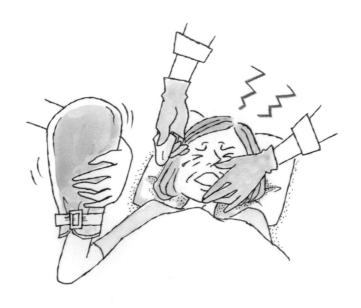

名照護者在旁專門壓制被照顧者的手。

　　被照顧者緊緊閉上雙眼，決心不看眼前的一切，但一被碰觸就大聲吼叫。可是如果照護工作不按時程結束，就可能拖延到下個照護行程，一天的安排也就此亂了節奏，所以照護者不管說什麼都必須讓被照顧者張開嘴巴。

　　照護者腦中想的是：「這個人一直都很難照顧，今天也一樣，就算跟他說明狀況，他也不會好好配合吧」。但口腔照護不能不做，所以拚命要在被照顧者口中抹藥。結果就變成照護者用盡全力，強制被照顧者配合照護，被照顧者則縮起身體死命抵抗大叫。

抵抗或許是被照顧者的防禦行為

　　儘管被照顧者基於某些疾病、身體障礙，或因為認知能力衰退，而必須受他人幫助，但在照護與治療被照顧者時，往往會出現令人難以應付的狀況。較難照護的被照顧者常會被當成「令人困擾的人」、「必須多加照料的人」。

　　不過，乍看有攻擊性的行為，其實可能是被照顧者為了保護自己的防禦行為。照護者為了履行職務，不管被照顧者如何拒絕，都會全力進行照護。雖然照護的出發點是為了被照顧

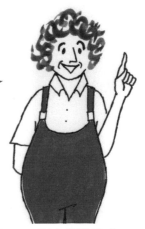

照護者也是照護環境的一部分

　　有時候，我們會遇到「無法控制自己」的被照顧者，但神奇的是，只有在某個護理師面前，被照顧者會乖乖配合。這種事並不陌生吧？其實，並不是因為那位護理師特別美（笑），而是因為他的照護方式有著與其他人不同之處，而且是非常好的特點。只要觀察，並想想「那些好的特點是什麼？」就可以突破困難，找出解決方法。

　　我們常說失智症的周邊症狀，會因環境影響而有所變化。那麼，我們也可以想想看，如何透過「被照顧者身邊的事物」，打造出好的照護環境？「照護者也是環境的一部分」，這句話很值得我們思考。

伊凡・傑內斯特先生

照顧者與被照顧者

者，但照護者的行為，卻會讓他們覺得有攻擊性。

＊　＊　＊

因此，我們要建立令雙方都感覺舒適的照護關係，讓照護者與被照顧者在進行照護時，因照護而感到幸福。

為了打造令人舒適的照護關係，哪些事情是必要的呢？

人性照護法會從這些疑問出發：「照護被照顧者的我，是什麼樣的存在？被照顧的這些人，又是什麼樣的存在呢？」並由此開始建立與被照顧者的關係。

試著開始人性照護法吧

我們護理師經常會誤以為被照顧者理所當然會知道照護者的意圖。就僅只說聲「我要幫你擦身體囉」，沒有確認被照顧者是否理解，就開始幫他擦身體。那麼，到底怎麼做才能讓被照顧者理解我們的意圖呢？我認為，具體可以以人性照護法的這三點作為原則：「觀察」、「對話」、「觸摸」。

※ 這個專欄，是接受傑內斯特與馬雷史考特直接指導的講師兼護理師們的分享，接下來也會繼續介紹他們執行人性照護法時的諸多體會。

---

2. 每個人都有適合的 照護等級

設定照護等級

在進行照護時，首先要考慮我們的照護，符合下面那一個目標：

① **以恢復健康為目標**（例如治療肺炎時）。

② **維持現有機能**（例如腦中風的被照顧者要防止他的麻痺惡化）。

③ **如果沒辦法恢復健康、也沒辦法維持現有身體機能，那就盡可能讓被照顧者安穩幸福地迎來生命的最後一段日子。直到最後一刻，都要貼近被照顧者的內心**（例如進行癌症末期的安寧照護時）。

對照護者來說，最重要的問題是：我們真的能用這三個照護等級，提供相對應的照護嗎？

法國的某個照護機構在導入人性照護法後，曾有報告顯示，被照顧者在床上擦澡的比例從六〇%變成〇%。之所以有這樣的改變，是因為他們以上述三個照護等級為標準，重新評估被照顧者狀況，並提供適合的照護。此結果顯示，並不是所

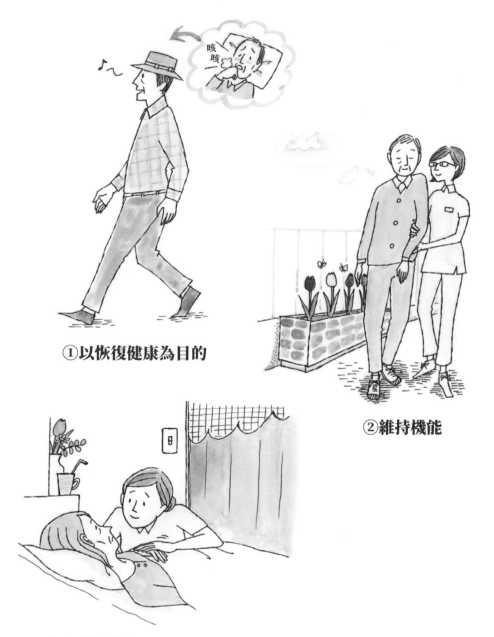

①以恢復健康為目的

②維持機能

③直到最後都陪在被照護者身邊

有在床上擦澡的被照顧者得到的都是最適當的照護。

　　對照護者來說，最重要的是要問問自己：「我的照護，是否符合被照顧者的照護等級？」我們需要經常評估被照顧者的身體能力，知道他們尚存哪些能力，但能評估被照顧者的，只有一直在被照顧者身邊，觀察他們的看護與護理師。大部分的狀況下，醫師是沒辦法做到這些評估的。

　　藉由評估照護等級，就可能改變被照顧者的健康狀況，這是因為，只要選擇了正確的照護方法與輔具，被照顧者的健康狀態就會有所變化。倘若清潔、擦澡只是為了保持衛生，那或許在床上進行也無妨，但這樣並無法讓被照顧者維持機能。

　　「雖然如此，但實在無法在繁忙的工作中擠出時間啊」，我經常聽到這樣的意見。確實，如果每天有完整的一個小時，就有可能在床上擦澡之後進行步行訓練。不過，如果只有三十分鐘的擦澡時間，那麼只要能在這三十分鐘內，進行正確等級的照護就行了。

　　如果這三十分鐘，是被照顧者站立、走路的唯一機會，那麼替被照顧者擦澡時，請讓他站著。如此一來，「日常照護」也可以成為讓被照顧者恢復健康、維持機能的方法。

錯誤等級的照護有害健康

　　考量適合被照顧者的照護等級時，首先重要的是不管任何場合，絕對不做任何可能對被照顧者有害的事情。

每個人都有適合的照護等級

很多人會認為「自己是在進行照護，所以不可能做出傷害對方的事」。但舉例來說，讓有行走能力的人坐輪椅到食堂或檢查室，就是剝奪了被照顧者原有的「行走能力」。從結果來

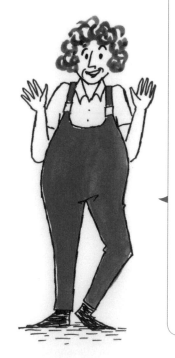

好的照護是？

這是訪問日本某個照護機構時發生的事。那裡的護理師很溫柔、非常溫暖地迎接我的來訪。而後，他們與我聊了一些難照顧的被照顧者的故事。

聊天中，他們想知道是否可以讓一位長時間坐輪椅的女性自己行走。我們見了那位女士，並成功讓她站起走了三步。

然後，在旁見證了這一切的另一位女士便自己轉動輪椅來到我們面前，她已經半年以上沒有走路。她告訴我們，她想要自己走，希望我們可以幫助她。我們兩人扶著她的身體，然後她簡直像是快走般，在走廊上健步如飛。接著她試著用走廊的扶手走，結果比剛剛走得更好、腳步更加輕快。她看起來很高興地踩著步伐前進。在我們要回去時，她還到玄關來目送我們！

照顧這位女性的團隊無疑是非常棒的團隊。唯一的問題是，沒有採用適合這位女性等級的照護。僅僅是溫柔陪伴，不能稱是好的照護。我們必須做的，不單是溫柔陪伴，更要進一步維持被照顧者的健康，帶著希望，嘗試改善被照顧者的狀況。

看，坐輪椅就變成了對被照顧者有害的事。

以下，就讓我們來具體地思考不同等級的照護吧。

❶「以恢復健康為目標」的等級

我們常說照護工作有一半是清潔與擦澡。所以，接下來我將以那些臥床者為例，思考一下臥床清潔的狀況。

或許這些臥床者可能多少有辦法站著，但他們全部的照護卻都在床上進行。照護者會怎麼評估這個照護呢？也許會想：「被照顧者的身體變乾淨了！我減輕了他的疲勞，讓他躺在床上擦澡。我很為他著想，很溫柔地照顧他」，但是，讓被照顧者在床上擦澡，真的符合「恢復健康」的目標嗎？

被照顧者明明能夠站立，卻讓他躺在床上擦澡，這並不是能幫助被照顧者「恢復健康」的照護。站立可以增加骨頭的負重能力，幫助鈣質固著。站立與坐下，可以讓關節的可動域變得更廣；透過站立，活動周邊的肌肉，也可以防止肌肉量衰退[1]。

在床上擦澡，則可能使骨頭負荷體重的能力降低，被照顧者骨頭沒辦法強化，關節也會硬化、肌力變弱。**躺在床上靜養一週，會減少二○％的肌力，五週會減少五○％的肌力**[2]。

---

1. Creditor MC. Hazards of hospitalization of the elderly. Ann Intern Med. 1993 Feb1;118（3）:219-23.

也有研究發現，在無重力狀態下生活後回到地球的宇航員，僅短短兩週肌力就下降了二○%[3]。換句話說，如果不讓被照顧者的骨骼與肌肉負重，只讓他們臥床擦澡，並不能達到「恢復健康」的照護目標。

　　這個被照顧者能站立嗎？如果難以站立，那是不是可以讓他坐著休息一下後再站起來呢？我們可以從這些想法出發，開始規劃照護方式。如果被照顧者可站立超過四十秒，那就讓他時而站、時而坐，有計畫地讓他在擦澡的同時活動身體。如此一來，被照顧者也可能漸漸地可以站著擦澡。透過判斷被照顧者的機能與健康狀態，確認照護等級，進而提供合適的照護，是非常重要的。

❷「維持目前機能」的等級

　　能夠站立的被照顧者，就能站著清潔身體，而如果他能自己走到食堂，那麼不阻礙他的行動，也很重要。舉個例子，如果對能夠走到復健中心的人說：「等一下要復健了哦，請坐上輪椅吧」，讓被照顧者坐輪椅，便是奪去了他自己行動的機會。照護者因為想省時，或因為醫師指示，選擇讓被照顧者坐

2. Thomas E et al. Effect of extended bed rest: immobilization and inactivity. Cuccurllo S(ed). Physical medicine and rehabilitation board review. Demos Medical Publishing; 2004. http://www.ncbi.nlm.nih.gov/books/NBK27213/.
3. 大島博他 . 宇宙飛行による骨・筋への影響と宇宙飛行士の運動プログラム . リハビリテーション医学 .2006;43:186-94.

輪椅，卻反而阻礙了他行走的機會，這完全是本末倒置，反而會產生對被照顧者有害的結果。

如果被照顧者能短暫站立與步行，就必須努力維持他們的這些機能。即便走到一半必須休息，或是照護者必須攙扶他們，都要盡可能讓他們保持活動。

完成照護工作，並不是最重要的事。掌握被照顧者健康狀況、提供正確等級的照護，才是照護工作當中最重要的事。

❸「直到最後都陪在身邊」的等級

當被照顧者難以恢復健康、機能也難以維持時，為了讓他心情安穩，照護者這時候的主要工作，就是陪在他的身邊。此時，也要注意不要在照護時，奪走被照顧者尚存的能力。

例如，照顧癌症末期患者時，如果被照顧者能自己解開睡衣鈕扣，你可以在他替換衣物時說聲「我來幫忙」，讓他做他能做到的事之後再提供協助，這麼一來，就可以避免讓照護對被照顧者有害。

每個人都有適合的照護等級

3. 無害的照護

　　前面我們談的是對照護等級的錯誤判斷，可能會做出「有害的照護」。但在實際的照護現場，常會出現更直接的「有害的」照護行為。

為什麼照護者總是有罪惡感呢……

　　以照護為職的人，大多數都認為自己的工作可以幫助人，也為此每天努力工作。然而當一天的工作結束，回到家時，照護者心中卻總會因一些事產生罪惡感，像是因為被照顧者可能拔掉點滴，而不得不綁住他的手的時候；或是為了避免被照顧者從床上摔落，邊說「這是為你好喔」，邊約束被照顧者身體的時候；或因為被照顧者無法確實獲得營養，就算對方討厭，也強制插入鼻胃管的時候……。這些時候，我們關注的重點只在維持被照顧者生命必要的事與管理他們的安全。

　　進食、排泄、清潔、活動，都是維持人類生存的基本條件。然而，為此我們就應該為被照顧者上插鼻胃管嗎？該讓他們用尿布嗎？該固定在一星期的某個時段在床上或沐浴車上沐浴身體嗎？該因為擔心他們跌倒，就說服被照顧者坐輪椅嗎？

　　即使我們是從事照護的專業人士，仍可能做出有害的照護

行為，究竟是為什麼呢？以下，就讓我們更進一步來想想原因。

強制的照護有害健康

已經有多個研究提出實證，證明了強制的照護有害健康[4]。

- 例如，如果被照顧者能在協助下走到廁所，但照護者卻讓被照顧者包著尿布，一直待在床上。就算被照顧者說自己想尿尿，但照護者也只回應：「有包尿布哦，直接尿在布布裡就可以了」。
- 例如，洗澡時間固定是在週二的午後兩點，因此即使被照顧者說不想洗澡，還是硬掀開他的被子，脫下他的衣服幫他洗澡。
- 例如，必須花時間攙扶才能行走的被照顧者，因為照護者的忙碌，所以一直坐在輪椅上，結果兩週之後變得無法走路與說話。

以上全都是強制照護的典型案例。「但這也沒辦法啊！」所以很多機構與醫院會實行強制照護。**人性照顧法的目標，就是要讓強制照護完全消失**。後面我們會說明，只要運用人性照顧法的技術，這個目標不會是不可能的任務。

4. Ubel P Sleepless in the hospital: our own default. J Hosp Med. 2010; 5:E20-4.

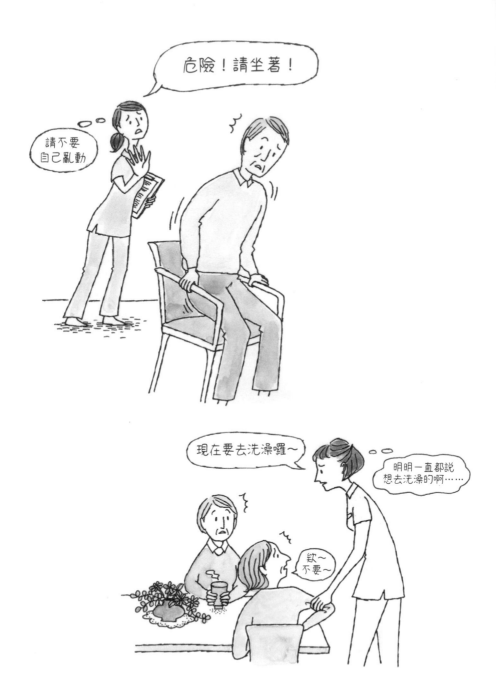

不要妨礙被照顧者的睡眠

睡眠對維持記憶力而言是不可或缺的。例如，做學校作業時，如果老師要求隔天要背詩，在睡前再一次覆誦詩句，能更有助於記憶。

阿茲海默症是一種認知與記憶障礙，睡眠同樣對罹患這種障礙的人有幫助。即使是難以保存記憶的人，但帶著幸福感入睡的心情，會留在他們的情感記憶裡，所以就寢時的照護十分重要。

理解了這點，我們就不難想像確認晚上是否安全的訪查、確認是否失禁的換尿布行為，會為被照顧者帶來多麼不好的影響。進行人性照顧法的機構，會盡量排除妨礙睡眠的行為。即便夜訪是為了被照顧者的安危，但為了被照顧者的睡眠品質，仍要避免可能打擾他們睡眠的行為[5]。

去除約束

對照護者來說，什麼是好被照顧者？什麼是好住民？

如果在你服務的機構中，讓被照顧者躺著擦澡是理所當然

5. Stichgold R Sleep dependent memory consolidation. Natture 2005;437:1272-78.
   Missildine K. Sleep and the sleep environment of older adults in acure care settings. J Gerontol Nurs 2008 Jun; 34(6):15-21.
   Pilkington S. Causes and consequences of sleep deprivatipn in hospitalized patients. Nurs Srand. 2003 Aug 7-13;27(49):35-42.

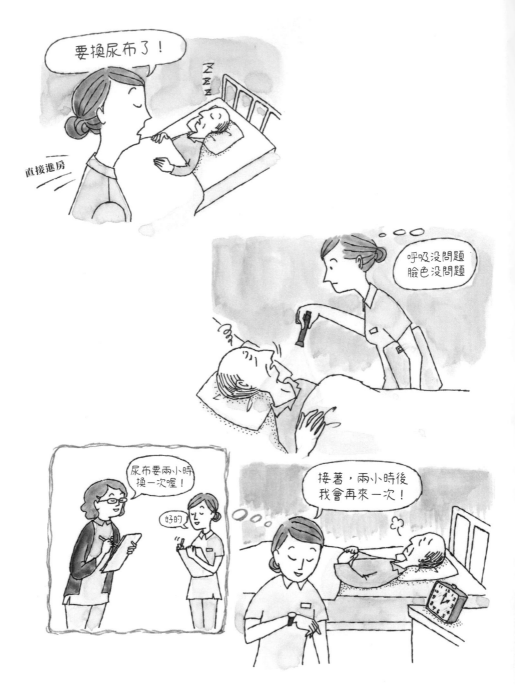

的事，那就代表對你們而言，被照顧者靜靜睡著的時候，就是「好」的狀態。也就是說，在進行照護時，被照顧者保持不動是最理想的。所以，如果明明有極大機率會跌倒，卻仍要踏出病房亂走，這樣的人就相當令人困擾了。看到這樣的人，我們就不得不停下手邊工作，趕到他面前提醒他：「要去哪裡？」、「請待在這裡」、「不要亂動」。

醫療機構中，治療是最優先的任務，確保病人安全也是重要的課題。因此護理師會依照醫師指示，為了確保病人安全，全力限制他們行動。也會定期檢查約束帶有沒有讓病人起疹子、有沒有導致褥瘡、對他們有沒有危險等。

但是，即使是這麼細心注意，也有人會只是因治療肺炎而住院，但在結束二週治療後，卻變得無法行走、無法自行進食，現實就是如此諷刺。

約束會帶來多大的傷害？只要想像普通人是否能忍受被皮帶綁一整天就知道了。而且這對已不健康的人來說是影響更大、非常危險的行為。

雖然如此，但在照護現場，要完全不約束並不是件簡單的事。「吊點滴和插鼻胃管的時候要怎麼辦呢？」、「家屬與志工又不會常常在他們身邊」，相信很多人都想這麼說吧。

不過，為什麼會有健康狀況幾乎相同的兩個人，在機構中一個插著鼻胃管、一個沒有呢？我們是不是應該再次想想可能是哪裡出錯了？也許是判評斷被照顧者狀態的方法、標準，和

照護的技術有差異，也可能只是習慣了用漫不經心的態度對應。說到底，能判斷是否必須插管的，只有離被照顧者最近、一直在他身邊的人。

「要活就要動」、「要動才能活」，讓這些理念變得理所當然，培養出這種照護文化，改變現在的照護方式，這些都是必要的[6]。

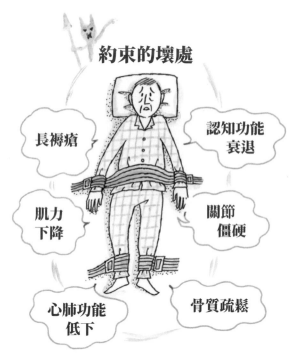

6. Barnett R et al. A review of the scientific literature related to the adverse impact of physical restraint: gaining a clearer understanding of the physiological factors involved in cases of restraint-related death. Med Sci Law. 2012 Jul;52(3):137-42.

Evans D et al. Patient injury and physical restraint devices: a systematic review. J Adv Nurs. 2003 Feb;41(3):274-82.

不要抓著腋下往上拉

　　即便是醫療或照護機構的專業人士，在想讓人起身，或要重新調整對方姿勢時，都會自然地把手放在被照顧者腋下協助動作。

　　但對肩膀周邊肌肉與韌帶都退化的高齡者而言，從腋下拉抬他們的身體，可能會造成肩關節脫臼，這個動作有其危險性。

　　那要怎麼幫助他們站立跟坐下？這時必須先瞭解人體如何活動，並正確地學習、訓練幫助被照顧者站立的技術[7]。詳情請看第七十四頁之後的說明。

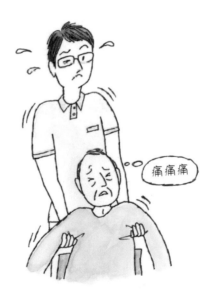

7. Senevirarne C et al. Post-stroke shoulder subluxation: a concern for neuroscience nurses. Axone. 2005 Sep; 27(1):26-31.

4. 人類的「第二次誕生」

在此之前，我們思考的是「照護者與被照顧者之間發生了哪些問題」，其次是「被照顧者適合哪種照護等級？」、「無害的照護」這兩個重點。本章最後則探討另一個人性照護的根本問題——「人是什麼？」

不要成為「服務人的獸醫」

人也是動物。為了活下去，食物、飲水、呼吸、排泄、活動都是基本的需求。這方面人與動物並無不同。但與其他動物不同的是，人類能夠直立行走、能用言語溝通，有著與不同於其他動物的特殊進化，也因此是獨一無二的。

對事物有概念，有幽默感、會笑、會穿衣服，此外還會化妝，會與家人和社會交流，有社會性與理性。這是每個人都有的特性。換句話說，這就是「人性」。沒有了這些特性，我們與其他的動物也就沒有差異。

如果僅僅只照護人類屬於動物面的基本需求，照護者就成了「專門服務人的獸醫」。多數人都不會希望自己照顧人的時候變成獸醫吧。如果照護時我們有考慮到人的特性，就不會是

「專門服務人的獸醫」，開始成為「以人為本的照護者」。

人類嬰兒要花上好幾年歲月才有辦法自己處理身邊的事物。在能夠獨立之前，周圍的人們會撫觸、照看，並用言語與他們交流，嬰兒因此才能成長。

人類要依靠他人才能生存，只有依靠他人才能活著，也才與未來有所連結。進行照護的人也一樣，讓需要照護的嬰兒依靠，在自己與嬰兒之間築起愛、尊嚴與信賴。

身體脆弱的高齡者和患病的人也一樣，如果著眼在他們與他人的關係，會發現他們的情況與嬰兒如出一轍。人性照護的技術，關注的正是這份「人與人之間的關係」。

該以什麼為中心？

人性照護法的理念是「羈絆」，人如果沒有同伴就無法存在。如果你用把我當人的態度尊重我、與我對話，我才是個「人」。我在這裡，是因為有你在身邊陪著我；反之，你會在這裡，也是因為我有所需要。

當我為人提供照護時，照護的中心並不是「這個人」，更不是這個人的「病」，而是我與這個人的「羈絆」。

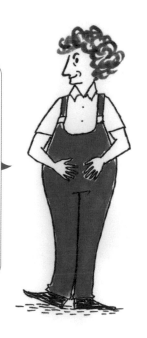

人類的「第二次誕生」

人性照護法並不是精神決定論，而是透過互相認識、了解到自己與他者都是「人」，彼此都是因生而為人，才存在於世界上，由此進而發展出的一連串關於照護的哲學與技法。

因為有疾病或障礙，所以需要照護，但照護的中心並非疾病與障礙，也不是需要照護以及提供照護的人們。在照護當中，最核心的是被照顧者與照護者之間的「羈絆」。因為有「羈絆」，雙方可以再建立起正向的情感關係與言語交流。

如果少了與他人的羈絆

思考人的羈絆之前，我們先談談動物之間的羈絆吧。

剛出生的小貓如果沒有貓媽媽充滿愛的舔舐，小貓就會死亡。貓媽媽舔小貓、小貓被媽媽舔身體，這都是貓的習性，也是可以讓牠們感覺到「貓性」的行為。小貓如果沒有媽媽的舔舐，就會覺得這個世界沒有自己的一席之地，並失去生存欲望。

我們將從母貓身體裡分娩出來稱為小貓的「第一次誕生」。小貓出生後，母貓幫牠舔身體，認同了牠的「貓性」，對小貓而言是「第二次誕生」。若說「第一次誕生」是生物學上的生產行為，那麼「第二次誕生」就是從社會中的誕生，也就是被同物種的生物當作同伴迎接的時刻。如果沒有第二次誕生，那第一次誕生很可能就會失去意義。

與貓相同，人類也有第二次誕生。第一次誕生是生物學上的，作為人類的誕生。第二次誕生則是認識到自己隸屬於人類，從社會中誕生。不是狗也不是羊，而是認知到自己生而為人、認知到身邊的人跟自己一樣都是人。

　　人類從母體誕生，首先經歷到的是生物學上的第一次誕生。人生第一次與他人——與自己的母親接觸，感受到視線、接收到對話、被溫柔地撫摸、受到適切的照料，因為有這些，

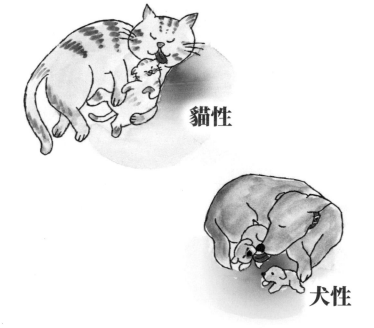

貓性

犬性

人類的「第二次誕生」

我們感覺到了自己與社會的連結。而後，在與手足、祖父母、朋友、同伴或鄰居這許許多多與他人的互動中持續成長。接受來自周圍的許多目光、對話、接觸，用兩腳站立，被當成人尊重、並理解到自己是人類的一份子。這就是第二次誕生。

　　第二次誕生當中不可或缺的，是目光、言語、肢體的交流。如果身邊沒有人給予注視，也缺乏對話與接觸，那麼能讓我們知道自己是人的羈絆就會變弱，我們恐怕也會失去「被當成人對待」的感覺。

　　並且，如果沒辦法站立、整天只能臥床，人類就難以保有自己的尊嚴[8]。人會愈來愈難以生存，被迫過著痛苦的生活。因此，在被照顧者身邊的照護者必須理解這些狀況，積極地重新締結這份日漸消弱的羈絆。

　　要建立良好的羈絆，人性照護法的具體方法是：「注視」、「對話」、「觸摸」，還有協助「站立」。在下一章，我們會針對這四大支柱來說明。

8. 關於高齡者尊嚴的這部分，在英國國力醫療技術評價機構（National Institute for Health and Clinical Excellence, NICE）的官網有更詳細的說明：http://www.scic. org.uk/topic/people/oldpeople，有興趣的人務必參考看看。

第一次誕生

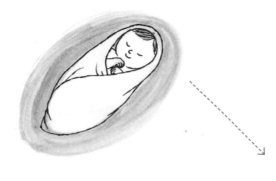

第二次誕生

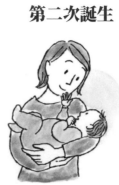

（孤獨……被關在殼裡）

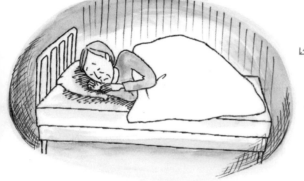

第三次誕生

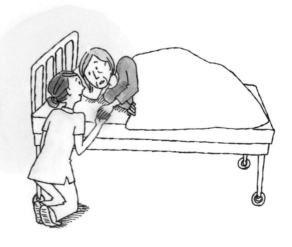

Section1　人性照護法是什麼？

38

人性照護法的四個支柱

爲了取回人的尊嚴

醫院的護理師爲了完成救治的工作，時常被一堆協助執行醫療的事追著跑。因爲「忙碌」，讓臨床照護淪爲只是日常「業務」；護理師的重要任務漸漸變成是以觀察確保病人安全。這種忙碌的環境，使得不少病人出現譫妄、自閉等類似症狀[1]。

長照機構也是一樣，對逐漸增加的認知功能衰退者，並未調整好相應的照護體制，無法配合「照護等級」來進行照護，想讓被照顧者恢復健康、維持機能，真的是難上加難。

不過，如果我們可以尊重眼前每個健康出狀況的人、有障礙的人，還有高齡者，並以（1）正確觀察、評估、分析被照顧者的身體能力；（2）有效協助被照顧者透過眼神、對話、肢體進行溝通，幫助他們站立跟移動；（3）打造不約束被照顧者行動、不強迫被照顧者的環境，就可能讓被照顧者維持現有能力，甚至可能有所改善。

前一章提及「第二次誕生」時，我們說人類是經由他人的認同而有了尊嚴，但若罹病或身體出現障礙，這份尊嚴就會輕易崩毀。爲了讓被照顧者再次取回人的尊嚴，以「注視」、「對話」、「觸摸」、「站立」四個基本支柱進行協助是必要的。以下會針對人性照護法的四個基本支柱做更多的說明。

1.　Inouye S et al. Delirium in elderly people. Lancet. 2014 Mar 8;383(9920):911-22.

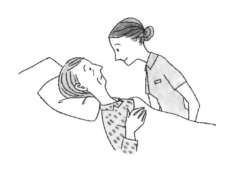

注視

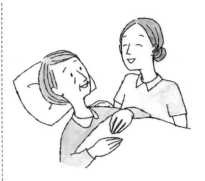

對話

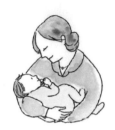

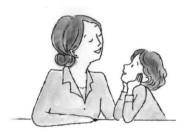

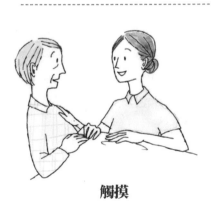

觸摸

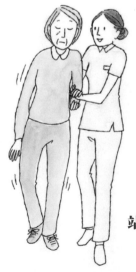

站立

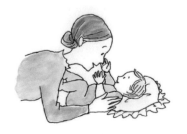

1. 人性照護法的「注視」

正面的注視和負面的注視

「注視」這種行為，會讓對方產生兩種截然不同的感受，可說是：正面訊息與負面訊息。

當如果我們配合對方視線高度，從正面、近距離、長時間地注視對方，就會讓對方有正面的感受。具體地說，水平視線可以表現出「平等」，正面注視則有「正直」、「信賴」的意涵；靠近對方的臉，會讓對方感受到「溫柔」、「親密」；長時間的眼神交會，則是「友情」、「愛情」的表現。

反之，怎樣是負面的訊息呢？只要想想與上述相反的狀況就一清二楚了。

視線不是水平，而是俯視。不從正面注視，而是從側面看對方。不靠近對方，反而離得很遠，視線停留在對方身上的時間也非常短。這些行為傳遞的是這樣的訊息：俯視讓對方覺得自己「受到支配」、「被輕視」；從眼角橫著看過去，則讓對方感覺「被攻擊」；距離太遠，會給對方「關係淺薄」與「被否定」的感覺；視線停留短暫則帶來「恐懼感」，讓對方「沒有自信」。

不光只在照護現場，日常生活中我們也有這樣的經驗。我

們用「注視」傳達出各式各樣的情感，也表現出自己與對方的關係。

「不看」等於「不存在」

不過，不論你的眼神遞出怎樣的負面訊息，只要「注視對方」，就能讓對方感受到他的存在。這裡要強調的是，在「注視」這件事當中，最糟糕的情況就是「不看對方」。**不看對方，傳達給對方的正是「你不存在」的訊息。**

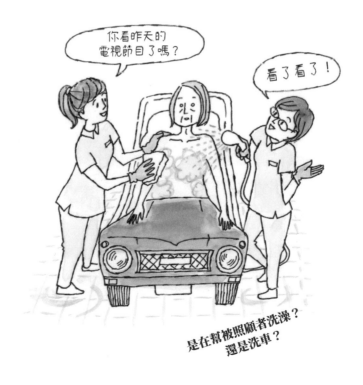

人性照護法的「注視」

下方插圖中，照護者不發一語就幫男性摘下帽子，另一隻手同時要拿櫃子裡的毛巾，準備下個照護動作。但是，要替對方摘帽子，就應該看著對方的臉才對，照護者卻從頭到尾都沒有與被照顧者的視線交會。

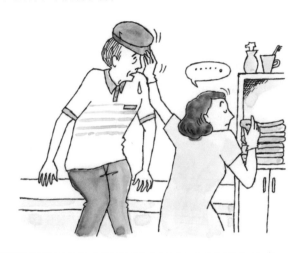

試著開始人性照護法吧

專業的照護工作者應該都學過，跟對方說話時要「看著對方的臉」。但我想可能大家還不知道要配合被照顧者的認知能力改變注視的方式，縮短跟被照顧者之間的距離。且若被照顧者看向牆壁，我們可能會覺得這也沒有辦法，只好在他們的視線範圍之外出聲攀談。但人性照護法甚至會做到即使必須移動床舖，也要擠進床與牆壁間的縫隙，正面朝向被照顧者才說話。在被照顧者的眼前湊上自己的臉，同時也是在傳達：「請看著我的眼睛」的訊息給對方。

抓住被照顧者的視線

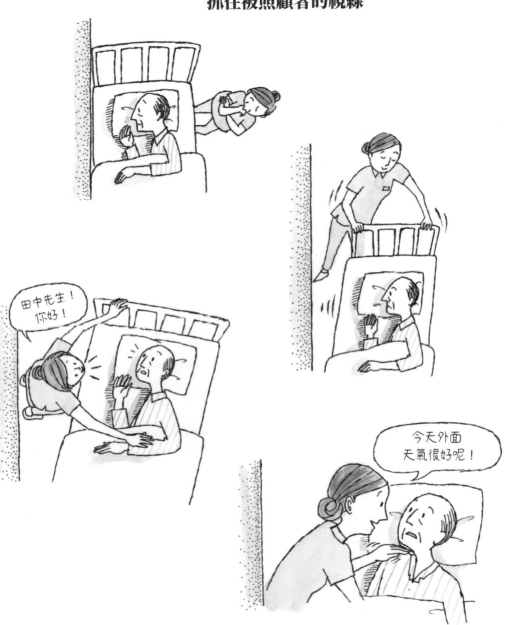

人性照護法的「注視」

45

被照顧者真的會看著我嗎？

當因為生病或身體障礙，不能不依賴他人生活時，「注視者」與「被注視者」間是什麼樣的關係呢？

這裡我們要介紹一位因失智症而臥床的高齡者——格雷戈里先生的狀況，並分享三天的觀察所得。

三天調查期間內，所有進格雷戈里先生房裡的人，目光停留在格雷戈里先生身上的次數總共只有九次，而且都不滿〇・五秒。在人性照護法中，「注視」對方時目光一定要停留〇・五秒以上。然而在這三天之中，醫師總計來了七分鐘，護理師總計來了十二分鐘，但他們與格雷戈里先生眼神交會的時間合計是〇秒。

也就是說，醫師與護理師都沒有做到藉由「注視」，傳遞「我認同你的存在」的訊息。讓人能體認自身存在、確認自身尊嚴，讓人得以第二次誕生的「注視」這個行動，在這三天內一次都沒有發生在格雷戈里先生身上。

「注視」的兩個方法

讓我們更進一步來思考一下「注視」這件事吧。

「注視」有兩種。一種是我們與生俱來自然就會的「看」，第二種則是必須透過後天學習的「注視」。

試著開始人性照護法吧

「視線一交會，兩秒內要與對方交談」，是人性照護法的技巧之一。或許大家會覺得這是理所當然的事，但是，如果被照顧者以為沒人在注視自己，結果突然發現有人在盯著自己看，不僅被照顧者會被嚇到，看的人自己也會一瞬間僵在那裡吧。

想想被照顧者的感受吧！一回神就發現眼前站著人，而且不說話只是一直盯著，這感覺很可怕吧。因此，視線交會後的兩秒內就要跟被照顧者交談，是為了表示自己沒有敵意而立下的規則。

像這樣，以一個一個具體方法構築的照護技巧，就是人性照護法的一大優點。

❶自然而然就會的「看」

母親看著寶寶的目光是非常溫柔的，洋溢著滿滿的愛。因為寶寶還不會說話，所以周圍的人自然懂得用眼神表現愛與溫柔。用眼神告訴寶寶：「謝謝你來當我的孩子，我的孩子是最棒的。」傳達對寶寶的愛、柔情與自豪。

在相同的視線高度，從正面近近地、持續地看著寶寶，眼神線中傳達出對寶寶的認同、接納，同時告訴對方我們同樣都是人，就是一種正面的眼神。這我們不必向誰學習，自然而然

就能做到。就像我們會用人性對應寶寶一樣，也要自然地對被照顧者投予正面的眼神。

❷必須靠後天學習的「注視」

如果在路上遇到會攻擊自己的、討厭的人時，任誰都不想看到這個人吧。盡可能不看對方地別過臉去，是非常自然的反應，也是照護者經常會有的反應。

當被照顧者朝自己吐口水、丟東西、大叫，面對這樣攻擊自己的人，我們真的有辦法好好靠近對方、「看著」對方嗎？

討厭跟恐怖的東西我們都不想多看，這是生而為人自然會有的反應。因此，如果你不學會後天的「注視」，在遇到棘手且具攻擊性的被照顧者時，你就會無意中移開視線。

但就像我們之前提過的，不看著對方，就等於告訴對方「你不存在」。如果沒有人注視著自己，人是沒辦法活下去的。當環境中不斷釋出訊息，說著「你不存在」，這個環境就是剝奪人類在社會上第二次誕生機會的環境。

因此，照護者所傳遞出「你在這裡喔」的這個訊息，對被照顧者來說相當重要，也是人性照護法的出發點。如果你是專職的照護者，且遇到對自己有攻擊性、令人困擾的被照顧者時，也仍想將「你在這裡喔」的訊息確實傳遞給對方，那麼就必須學習靠後天養成的「注視」。

專業人士如何「注視」被照顧者

身為專業人士，關於注視被照顧者，我設想了幾個實際場景：

- 靠近床鋪
- 選定要進行照護的一側
- 靠近坐在椅子上的人
- 靠近站著的人
- 協助對方用餐

在上述這些情況時，你可以事先找好最容易與被照顧者視線交會的位置，並且有意識地靠近對方、讓對方看著自己。

例如，靠近被照顧者的床鋪時，你會確認被照顧者的臉朝向哪裡嗎？大多數人在被照顧者的臉背對著門時，仍會選擇從門的方向靠近被照顧者。

可是，當人的認知功能衰退，可擷取到外部訊息的範圍會變得十分狹窄。而擷取訊息的入口——視野，也可能變得狹窄。

結果就是，被照顧者完全不會注意到有人正要靠近他們，會因此嚇一大跳。被照顧者如果感覺到有東西突然出現，會驚慌大叫，甚至可能使用暴力。但是，這並不是他們者有意攻擊

照護者，而是他們因突發狀況而產生的驚嚇反應，為了保護自己而進行防禦。

　　為了預防這類狀況發生，照護者在接近被照顧者時，首先重要的是要吸引對方的目光。且光是看著對方的眼睛還不夠，還必須讓對方長時間注視自己。也就是說，要有意識地描繪動線，盤算自己進入對方視野的方式。一邊靠近對方，一邊移動自己的臉，好讓對方的視線停留在自己身上。

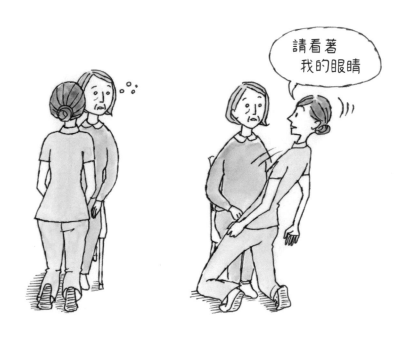

問題不在於文化差異

經常有人問我：「日本人是不是比較不擅長看著對方的眼睛？」

我們曾確認過新生兒誕生後的二至五日和新生兒眼神交流的狀況，此外，也有過一個日本人與芬蘭人眼神接觸的比較研究，發現儘管文化背景不同，從正面進行眼神接觸，能夠提高對方的警覺心與注意力的這個結論，也可以套用在認知功能退化的人身上。因為後天培養的文化對他們的影響已經愈來愈小，所以不積極與人眼神交流的原因與日本文化其實沒有太大的關係[2]。

2. Akechi H er al. Arrenrion to eye contact in the West and East: autonomic responses and evaluative ratings. Plos One. 2013;8(3); e59312.

試著開始人性照護法吧

我們在協助被照顧者用餐時，如果被照顧者沒看到飯碗，他們就不會好好拿起湯匙；因為沒看見碗，所以不會張開嘴巴。如果這時候，照護者仍說：「○○先生，請張開嘴巴」並試圖將湯匙送進他們口中，被照顧者很可能會生氣。

因此，我們不要坐在被照顧者的旁邊，而是要在前方。並且，為了讓被照顧者看到照護者與飯菜，同時要說些話提醒他們，說聲：「△△看起來很好吃耶」。如此一來，被照顧者也會願意吃下更多的飯菜。

人性照護法的「注視」

「注視」的技術

一般的對應

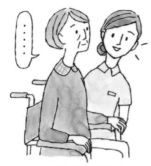

▲ 從旁邊看不到。

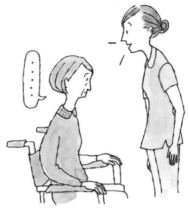

▲ 從上面看不到。

用人性照護法來對應

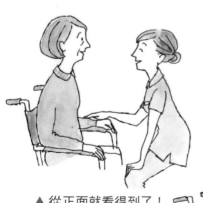

▲ 從正面就看得到了！

▶ 如果被照顧者駝背，
　請從下方看著他。

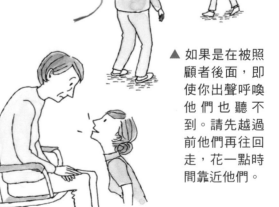

▲ 如果是在被照
顧者後面，即
使你出聲呼喚
他 們 也 聽 不
到。請先越過
前他們再往回
走，花一點時
間靠近他們。

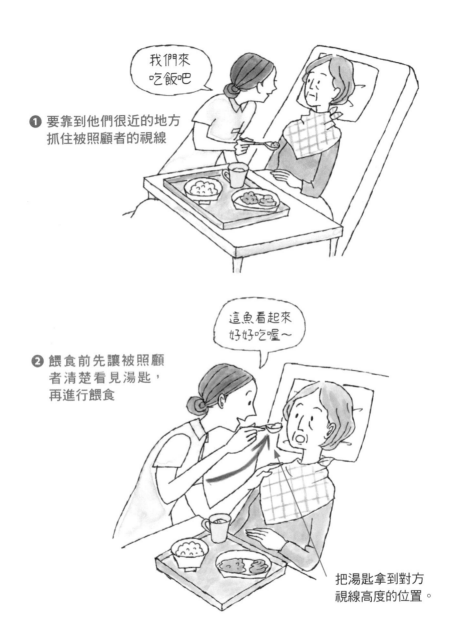

❶ 要靠到他們很近的地方
　抓住被照顧者的視線

❷ 餵食前先讓被照顧
　者清楚看見湯匙，
　再進行餵食

把湯匙拿到對方
視線高度的位置。

人性照護法的「注視」

53

2. 人性照護法的「對話」

你會怎麼跟寶寶說話？

接下來，我們要來思考人性照護法的第二個支柱：「對話」。

人都怎麼跟寶寶或自己愛的人說話呢？

「聲調」應該非常溫柔，如歌一般地沉穩吧？「話語」中注入了愛與柔情，也表達出認同對方的尊嚴吧？在人生的正面關係中，例如傳遞愛情與友情的時候，使用「聲音」與「話語」也會用同樣的方式吧？我們可以試著回想看看，平常是如何與戀人對話、如何用話語對友人表達安慰的。

與此相反，負面關係的人之間的對話是怎麼表現的呢？如同生氣或吵架時所聽到的，我們的聲調高亢，聲音接近尖叫，語氣帶有攻擊意味，話語不再溫柔，取而代之的是激烈的對話。這時候，聲音與話語也可能給對方十足傲慢的感覺。

然而，與上面這些負面的對話方式相比，最為糟糕的情況就是「無視對方」，彼此之間一句話也不說。與「注視」的說明相同，不說話，就等於是告訴對方：「你不存在」。

如果他不說話，就不必和他對話了嗎？

那麼，我們與依靠他人生活的被照顧者間的「對話」，該怎樣進行呢？與失智症患者、臥床、陷入昏睡等狀態的人之間又該如何開始對話呢？

曾有研究以長照機構臥床的失智症患者為對象，記錄他們一整天與人對話的時間，研究指出，二十四小時內，被照顧者與他人對話的時間合計只有一百二十秒。

在上個章節，我們引用過臥床的高齡失智症患者格雷戈里先生的三天觀察紀錄，發現醫師看診的七分鐘內，與格雷戈里先生的對話時間只有一·六秒；護理師照護格雷戈里先生的十二分鐘內，對話時間只有五·四秒。協助格雷戈里先生用餐時，護理師也只說了「要吞哦！」這句話而已。

我們該怎麼看待這個結果呢？

像格雷戈里先生這一類不斷惡化的失智症患者，即使與他對話，也很難得到適當的反應，照護者自然就會愈來愈少跟格雷戈里先生對話。但是，我們身為照護專業人士，必須讓對方知道「你就在這裡」，要幫助對方取回他的社會性。就算沒有任何回應，仍要與對方對話、用人性照護與對方建立羈絆，這就是我們的工作。

所以，遇到類似格雷戈里先生的狀況時，具體該如何進行呢？

溝通的原則

用言語向對方傳遞訊息時，通常接受方會以言語或是非言語做出有意義的回應。這就是用語言有來有往的行為。藉由對方的回應，拋出對話的照護者可以感覺到自己的意思有好好被理解，也能因此獲得動力，能夠繼續進行下一次對話。

無論是用言語或是非言語的方式，如果少了有意義的回應，少了來自對方的回饋，如果被照顧者連點頭搖頭都沒有，送出訊息的一方自然會想放棄對話。

關於這點，我們可以再多做一些思考。請參照下面的插圖。

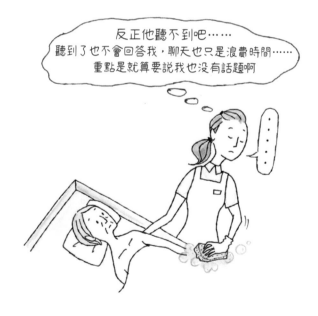

我們經常看到照護者仔細，小心地為被照顧者清潔身體，可是兩人的目光始終沒有對上，彼此之間也沒有任何對話。這些時候，照顧者會想：「反正他不會回應，所以不說話也沒關係」，但這樣的想法裡其實蘊藏著陷阱。

　　無論如何，照護者都必須釋出訊息，告訴被照顧者「你在這裡」。但就如前面所說，如果對方沒有任何回應，你的對話自然也會變少，那麼身為照護者，必須尋找其他方式，維持日常溝通這些再普通不過的事。

回饋由自己製造

　　為了能夠不斷持續溝通，有沒有什麼可以為照護者的心靈補充能量的方法呢？如果無法從對方身上獲得能量，那我們是不是可以試著自己製造這股能量？

　　不管是哪種形式的照護，一定有在那個場景下一定要採取的行動，如果將這些行動化為言語如何呢？人性照護法就是從這點出發，發展出「自我回饋」的技法。也就是將我們當下在進行的照護行動，全部視為給被照顧者的訊息，對被照顧者實況轉播自己的一舉一動。

　　不僅如此，這些言語還必須是正面的，要能增進彼此之間的感情。

　　具體可以說：「我把熱毛巾拿來了」、「你的皮膚很漂亮呢」、「現在感覺怎麼樣？」

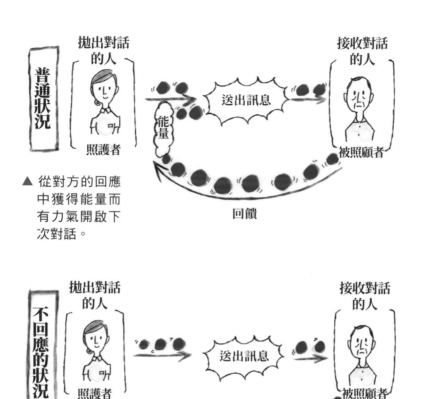

普通狀況

拋出對話的人

接收對話的人

照護者

被照顧者

能量

送出訊息

回饋

▲ 從對方的回應中獲得能量而有力氣開啟下次對話。

不回應的狀況

拋出對話的人

接收對話的人

照護者

被照顧者

送出訊息

沒得到任何回饋

▲ 沒有被照顧者的回應，就不想再釋出訊息。

下一頁開始，會說明如何替不回應的被照顧者擦澡。

即使對方不給反應，你還是可以試著請求被照顧者，先努力做到讓被照顧者自己活動身體。另外，也要記得經常加入正面的言語。

如果被照顧者仍然沒反應，這時你可以試著向被照顧者預告自己接下來的行動，並持續向被照顧者說明現況（也就是前面所說的「自我回饋」）。第六一頁就示範了在替被照顧者擦手臂時，可以怎麼跟被照顧者互動。

「自我回饋」可以為原本沉默無聲的照護現場填滿對話。即使是沒什麼反應，或是毫無回應的被照顧者，「自我回饋」也可以讓彼此之間的對話時間延長到原本的七至八倍。

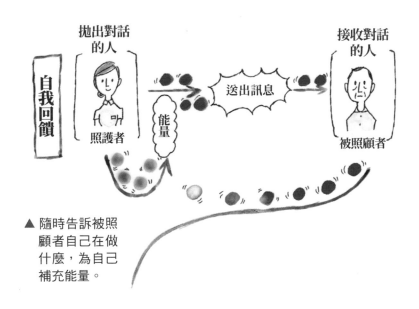

▲ 隨時告訴被照顧者自己在做什麼，為自己補充能量。

人性照護法的「對話」

對應沒有反應的人的技巧

❶進行任務

❶ 說完「把右手舉高」
⇒在這裡停三秒
❷ 再重複一次「把右手舉高」
⇒再次停三秒
❸ 如果第二次對方仍毫無反應
就換其他句子
⇒如:「摸摸我的臉」、「用手指指天花板哦」

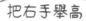

把右手舉高

↓ 1.2.3...

把右手舉高

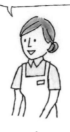

↓ 1.2.3...

如果這樣還是沒反應就換個句子

摸摸我的臉

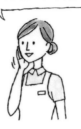

用手指指天花板哦

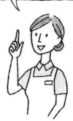

Section2 人性照護法的四個支柱

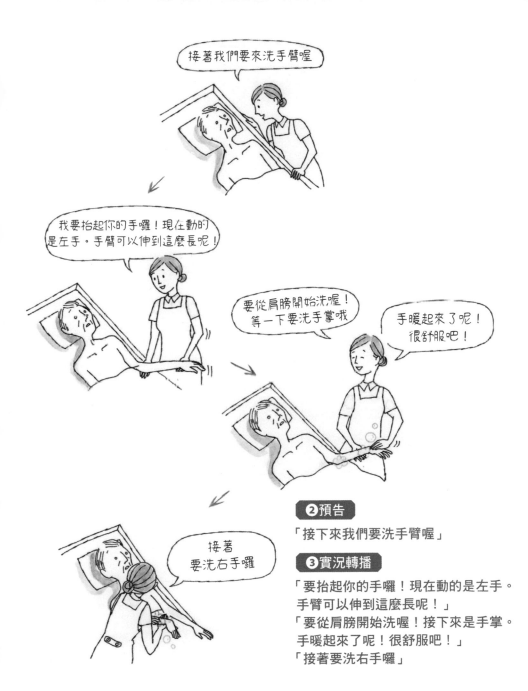

②預告

「接下來我們要洗手臂喔」

③實況轉播

「要抬起你的手囉！現在動的是左手。
手臂可以伸到這麼長呢！」
「要從肩膀開始洗喔！接下來是手掌。
手暖起來了呢！很舒服吧！」
「接著要洗右手囉」

人性照護法的「對話」

對話技巧

把自己要採取的照護行動轉化為語言

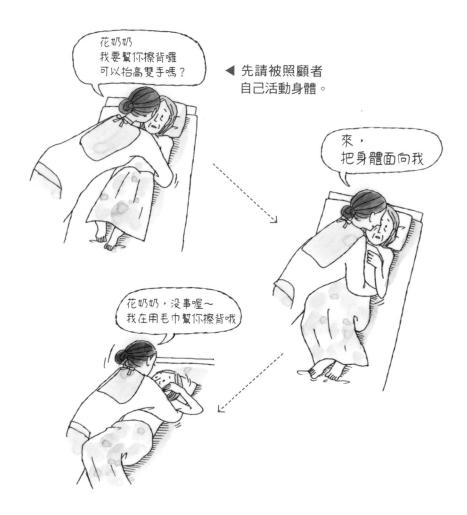

◀ 先請被照顧者
自己活動身體。

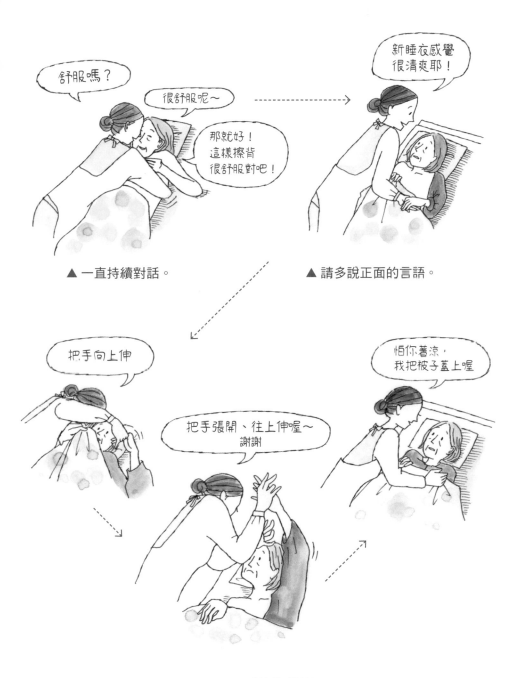

▲ 一直持續對話。　　　　　▲ 請多說正面的言語。

人性照護法的「對話」

3. 人性照護法的「觸摸」

大範圍、慢慢地、溫柔地

接下來要說明人性照護法的第三個支柱：「觸摸」。與「注視」、「對話」相同，「觸摸」也分成正面的觸摸方式與負面的觸摸方式。

好的觸摸方式包含有溫柔、喜悅、慈愛及信賴等情感。動作時範圍要大，動作輕柔緩慢，是如同撫摸著對方、包圍著對方的觸摸法。這是可以向大家、被照顧者傳達溫柔的技法。

相反地，負面的關係是怎樣的呢？想像一下生氣或兩方互不相讓的狀況吧，觸摸的方式會變得粗暴、態度敷衍；觸摸的範圍變小，施加的力氣較強，動作也較為激烈。最後可能演變成緊扯不放，或用指甲掐、抓傷對方等等。

我們是否意識過自己在摸小寶寶時的觸摸方式呢？小嬰兒沒辦法自己站立行走，也無法用言語表達自己的需求，十分柔弱，所以大家不知不覺都自然地用同樣的方法去觸摸他們。用大範圍、不疾不徐地、溫柔的方式觸摸。這正是人性照護法所使用的觸摸法。

照護時該如何「觸摸」

在正面的觸摸與負面的觸摸兩種方式之外,在照護現場中,還有另一種令被照顧者感覺「雖然不舒服,但還是得接受」的觸摸方式。比方婦產科與牙科的診療。雖然有些觸摸讓人不快,但至少都是在本人同意的前提下進行。

同樣的情況在照護時就是在幫被照顧者換點滴或尿布時了,這種時候應該怎麼觸摸被照顧者呢?

當被照顧者因認知能力退化,無法理解為什麼要打點滴

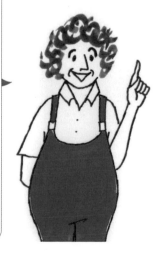

是散步?還是強拉著人前進?

假設我與一名女性一起走在路上。

如果這名女性是十歲,和我一起手牽著手,一看就能知道:「哎呀!伊凡先生跟女兒在散步呢!」如果兩個人手挽著手一起走路,則可能被認為是跟太太一起散步。但如果是抓著對方的手腕,強力拽著她走呢?

「那個人跟伊凡先生之間是不是發生了什麼事?」或者是「那人要被強拉到哪裡去?」應該大多數人都會這麼覺得吧。

進行照護時又是如何呢?幫被照顧者清潔時,百分之百會抓著對方手腕吧!被照顧者被抓住手腕,大腦會產生非常負面的情緒,認知功能退化的人因此會覺得「自己要被強拉到哪裡去」,也是很常見的反應。

人性照護法的「觸摸」

時，為了不讓他們亂動，照護者會強制壓住對方手腕好完成施打。或是當被照顧者無法理解為什麼要換尿布時，照護者會強力張開被照顧者的雙腿替換尿布……或許你會認為這是為了完成照護必要的事，所以毫不猶豫地選擇這種碰觸方式。

然而，對於無法理解眼前狀況的人來說，這些行動只會帶來痛苦與恐懼。 照護者雖然認為這是「伴隨著不愉快的必要行動」，可是被照顧者只會覺得這些行動是純粹的「攻擊行為」。這就是照護的人容易落入的盲點。

無法自主生活的被照顧者賴以生存的是快樂與不快樂的情緒，因此，作為專業的照護人員，我們應該有意識地「大範圍、溫柔地、慢慢地」觸摸被照顧者。

部位不同，從皮膚感受到的情緒也會不同

我們從大腦的角度，來看看被觸摸時，大腦是如何傳遞訊息的。

加拿大的腦外科醫師潘菲爾德（Wilder Penfield）曾透過電擊來刺激人類的大腦皮質，以瞭解刺激不同的身體部位時，大腦接受到的訊息分別會對應到大腦哪些區域[3]（如次頁上圖所示）。

根據此研究結果，潘菲爾德的「皮質小人」（cortical homunculus）誕生了（如右頁下圖所示）。這個皮質小人的

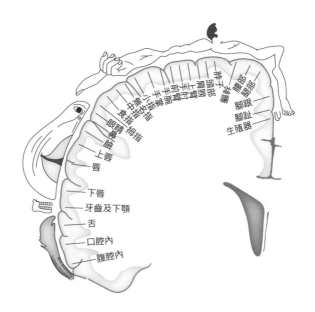

上圖描繪的是身體各部位訊息所對應的大腦區域。當嘴唇、臉部受力時，對應的大腦感覺皮質區域較大，背部與臀部區域則較小。而以上這些訊息誇張化之後，就成為了下圖的皮質小人。

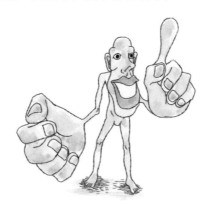

3. Penfield W et al. Somatic motor and sensory representation in the cerebral cortex of man as studied by electrical stimulation. Brain: A Journal of Neurology. 1937; 60(4): 389-443.

身體是依身體各部位訊息傳遞至大腦時，所對應的腦內區域大小去繪製的。因此皮質小人的身體比例與一般的人體有著極大的差異。

我們的手、臉、嘴唇，在腦中的感覺皮質區占比較大，另一方面，軀幹與四肢所占比例較小。所以，當我們用同樣力道、同樣面積觸摸手與臉時，大腦所接收到的訊息會比觸摸背部時要多出許多。

因此，在碰觸被照顧者的身體時要知道，碰觸的身體部位不同，被照顧者接收到的訊息量也會有所不同，這點非常重要。例如，不要突然摸被照顧者的臉與手，而是要先碰觸肩膀或背部，才不會讓他們受到驚嚇。

「抓住」這件事，傳達了什麼訊息？

任何觸摸都帶有訊息。我們可以想想，當你「抓住」認知功能低下、無法理解狀況的人時，他們會有什麼感受？

日常生活中，我們並不會突然抓住某個人的手腕或腳。如果突然被誰抓住，想必你也會覺得「要被強拉到哪裡了」，並產生非常負面的情緒吧。但是實際照護時，我們經常會抓著被照顧者的手腳，而沒察覺到其中的不自然。

進行照護時，為了避免傳達給被照顧者負面的情緒，小心不要抓著被照顧者非常重要。雖然如此，我們還是可能一不注

✕ 不要突然抓住對方　　　○ 不抓著對方，而是從下往上扶著他

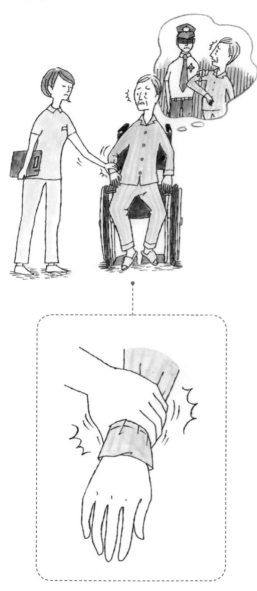

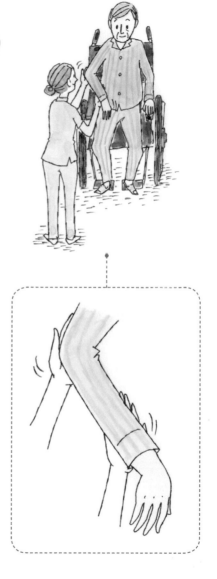

人性照護法的「觸摸」

意就用力抓住被照顧者的手，因此在日常照護當中，必須要強烈意識到「拇指絕對不要用力向著掌心」。

不要用超過五歲小孩子的力氣

接下來要思考的是我們應該用怎樣程度的力道來觸摸對方。

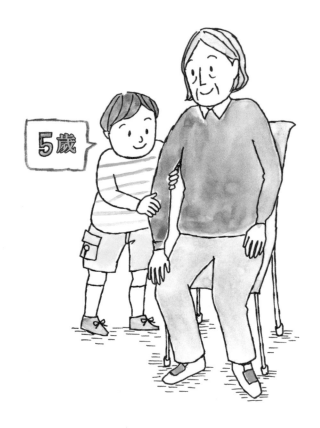

就算使用相同的力氣，但在碰觸對方時，用的是整個手掌，或是指尖，在同樣單位面積下，受力面承受的壓力是截然不同的。因此實際觸摸被照顧者時，如果我們盡可能大範圍地觸摸對方，即便使用的是同樣的力道，對方所感受到的壓力也會較小。如此不僅被照顧者不會感覺疼痛，更還可以讓他們有舒適的感受。

　　如果你移動自己的手時是緩慢、柔和的，就不可能一下子猛然施力了。「大範圍、緩慢、溫柔」，就是人性照護法「觸摸」技法的核心。

　　正如我們一再重複的，人性照護法的「觸摸」，絕不是使用蠻力。移動被照顧者時，力道不能比十歲的小孩還要大；在活動被照顧者身體時，力道也不能大於五歲的小孩。

觸摸的技術

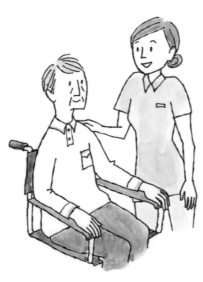

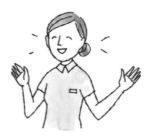

▲「接下來要做的是對你好的事喔」要散發出這樣的正面氛圍。

▲ 觸摸時要有一定的力道。如果力道過輕就可能會被誤認帶有性暗示,也可能會被以為你其實很不情願。

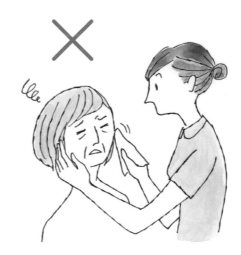

▲ 不要一開始就觸摸臉部、手部、陰部與其周遭區域。

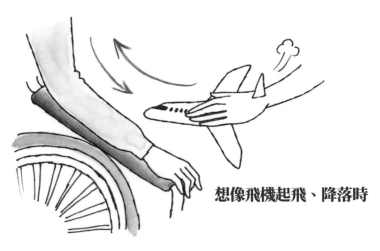

想像飛機起飛、降落時

▲ 觸摸對方時手要像飛機降落，離手時要如飛機起飛一般，這樣可以舒緩肌膚的緊張感。此外，在照護工作當中，空出一隻手來觸摸對方，是較為理想的狀態。

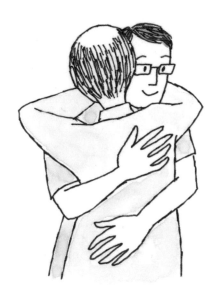

◀ 觸摸時不要只用指尖，而是用整個手掌面來觸摸。手指不要貼著而是輕輕張開。張開手指可以讓接觸範圍更廣，五指緊閉則給人拒絕對方的感覺。

人性照護法的「觸摸」

4. 人性照護法的「站立」

生命在誕生之後開始融入人類社會，也因此獲得了生存的基礎。母親在這個時期，會無意識間自然而然地對嬰兒進行正面的行為，就是之前提過，在照護當中也非常重要的三個支柱：「注視」、「對話」、「觸摸」。

最後，我們要思考的是人性照護的第四個支柱：「站立」。

「站立」代表著什麼？

當我們小時候靠自己的力量站起來時，身邊大人看到這件事的喜悅，對我們而言是充滿正面誇讚的情緒記憶。站立這件事讓我們之間萌生了「彼此都是人」的意識，並開始培養出對空間的認知，意識到有內在的世界和外在的世界。我們因步行而有了移動能力，意識到自己生存在社會上，體驗自己與社會彼此間的關係，因而再次體認到自己生為「一個人」。因為有此認知，人類才握有尊嚴。「站立」與自尊其實有非常強烈的關係，在生命走到盡頭之前，我們都需要保持這份自尊。

再次想想臥床高齡者的狀況吧。大家總是從上往下看著他們，與脖子還沒長硬的嬰兒相同，總是一昧被他人俯視。一直持續這個狀態，人的認知能力就會退化，對外界也會變得漠

然，最後變得只活在自己的世界裡。

我們在照顧高齡者時，並不會像撫育嬰兒一樣本能地帶著愛去對應。注視被照顧者的視線、對話與觸摸都會自然變少，使被照顧者的認知能力愈加衰退。這種狀況在某種意義下看似正常，但卻等同於是剝奪了被照顧者身為獨一無二的人的可能性。

站立對身體的益處

「站立」對身體許多部位、組織器官，在生理上都有好的影響，例如：

- 骨骼、關節：可增加骨骼負重，防止骨質疏鬆。
- 骨胳肌：站立時會使用到肌肉，所以可以預防肌力衰退。
- 循環器官：可改善血液循環。
- 呼吸器官：可增加肺活量。

大多數無法走路的狀況，是醫源性的原因

本書從第十七頁開始，介紹了「照護等級」的概念。很多現在在醫院和高齡養護機構的臥床者，若依據前面介紹的照護等級進行合適的照護，或許也有辦法自己站著。如果因為用不

適合被照顧者能力的照護方式造成他們無法行走，那這也可說是醫源性的結果吧。高齡者只要用三天至三週的時間，就足以讓他們臥床，無法再次站立。

　　打造讓需要被照護的高齡者練習站立與步行的機會，是非常必要的，時間一天至少要二十分鐘。如之前所說，有許多人明明能自行站立，卻躺著讓人照護。如果將臥床清潔的時間，改成讓被照顧者站著的時間如何？被照顧者每天都有好幾次的清潔時間，如果改讓被照顧者站著擦澡，就不必再另外撥出時間讓被照顧者練習站立了。

一天 20 分鐘，站立的照護

　　如果被照顧者能夠站立四十秒，那我們就可以有效利用這段時間。有四十秒時間，就可以幫被照顧者擦拭背部與四肢。例如，先讓被照顧者站立，幫他擦身體的一部分，再請他坐在床上或床邊的椅子上，再繼續替他清潔別的部位，然後再次請他站起繼續為他清潔。只要像這樣組合站著與坐著，就可能達到「包含站立的照護」的這個目標。

　　一天當中的照護工作包含了替被照顧者換衣物、刷牙、洗臉、清潔身體等等。**如果總合這些工作的時間，就算不另外撥出復健的時間，也可以確保被照顧者一天可以站到二十分鐘。**這樣便能防止被照顧者臥床。

觀察被照顧者的狀況，確保被照顧者的身體清潔，進而思考是否可能讓他們在日常活動中站立，這就是我們照護者的工作。製造讓他們能夠站立、行走的機會，讓被照顧者體認到「自己能站立、能走路」，並因此取回自信、為自己自豪，對他們來說是再好不過的事情了。

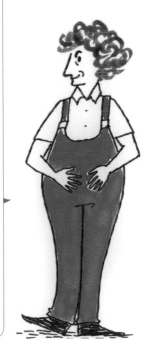

為何而往前走？

　　這是發生在法國照護機構裡的故事，一日午後，一位被認定完全無法行走的女士來請求我們協助她走路。雖然她腳力足夠，但卻怎麼樣都沒辦法行走。

　　這時候，夜勤工作人員剛好從旁經過，過來關心我們發生了什麼事。

　　「珍·法蘭斯瓦問我們可不可以協助她走路。」

　　「咦？珍·法蘭斯瓦可以走噢！」

　　工作人員說著，站到了珍·法蘭斯瓦面前，提起她的裙子下襬到直到膝上，露出了膝蓋。

　　「來吧，珍，跟著我走吧！」

　　令人驚訝的是，珍就開始一步一步往前走。

　　先不論這方法是好是壞（笑），但我們不能只依賴技術。更必須問被照顧者走路是為了誰？是為了什麼？要去哪裡？如果沒有目的，就不可能讓人踏出步伐。

人性照護法的「站立」

別傳達給大腦錯誤的訊息

人之所以能站立，是因為我們的大腦會從腳底獲得與身體重量和平衡相關的訊息，接著命令肌肉與關節活動。

如果在協助被照顧者站立時，把他的身體往上拉，他腳底所支撐的體重就會減少，傳遞至大腦的身體重量會比實際體重更輕，他的腦中就會困惑：「應該出多少力？該怎麼活動關節？」並因這個指令而混亂不已。所以，將被照顧者身體往上拉並不是適當的行為，因為這可能反而使被照顧者的大腦沒辦法獲取正確的知覺訊息。

所以，首先要注意不要將被照顧者的身體往上拉，也不要對他說：「我幫你扶著身體喔」，要盡量讓被照顧者發揮自己最大的力氣。再來，扶著被照顧者的背也會讓他們覺得「背後可以靠著」，而使他們依賴他人，所以請盡量不要觸摸被照顧者的背部。

雖然照護者會出於本能想協助被照顧者，但這些舉動卻可能讓被照顧者無法獲得站立、走路所需要的知覺訊息。為此，我們必須學習不會混淆被照顧者的正確協助方法。

帕金森氏患者佐藤先生的狀況

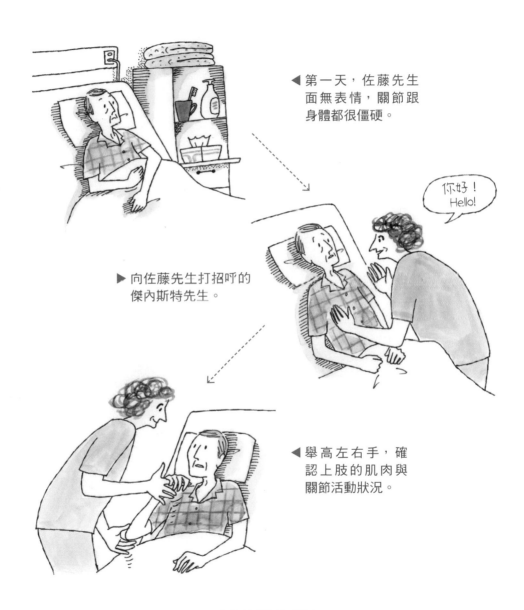

◀ 第一天，佐藤先生
面無表情，關節跟
身體都很僵硬。

你好！
Hello!

▶ 向佐藤先生打招呼的
傑內斯特先生。

◀ 舉高左右手，確
認上肢的肌肉與
關節活動狀況。

人性照護法的「站立」

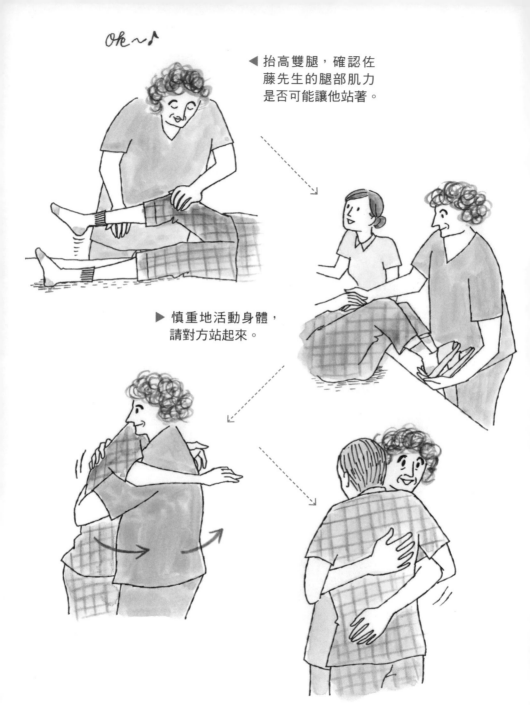

◀ 抬高雙腿，確認佐藤先生的腿部肌力是否可能讓他站著。

▶ 慎重地活動身體，請對方站起來。

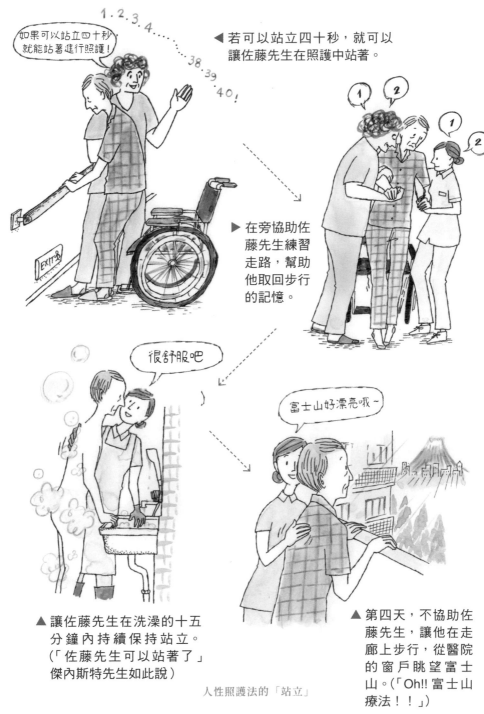

◀ 若可以站立四十秒，就可以讓佐藤先生在照護中站著。

▶ 在旁協助佐藤先生練習走路，幫助他取回步行的記憶。

▲ 讓佐藤先生在洗澡的十五分鐘內持續保持站立。（「佐藤先生可以站著了」傑內斯特先生如此說）

▲ 第四天，不協助佐藤先生，讓他在走廊上步行，從醫院的窗戶眺望富士山。（「Oh!! 富士山療法！！」）

人性照護法的「站立」

讓被照顧者站立的技術

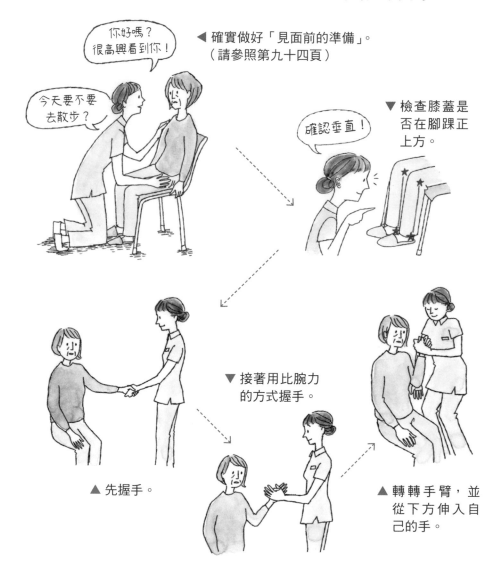

◀ 確實做好「見面前的準備」。
（請參照第九十四頁）

▼ 檢查膝蓋是否在腳踝正上方。

▼ 接著用比腕力的方式握手。

▲ 先握手。

▲ 轉轉手臂，並從下方伸入自己的手。

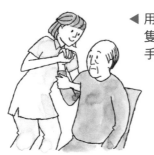

◀ 用伸進去的那隻手，讓對方手臂保持彎曲。

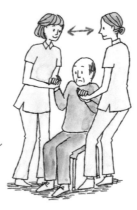

◀ 與另一位照護者採面對面的姿勢。

▶ 照護者的膝蓋內側要緊緊扣住被照顧者身體，防止被照顧者膝蓋往前彎倒。

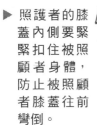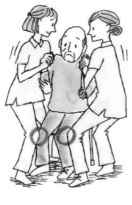

▶ 讓被照顧者做鞠躬般前傾的姿勢，絕對不要拉抬他的身體！

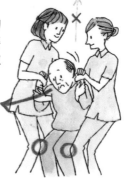

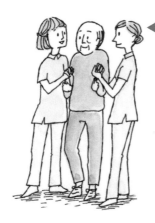

◀ 兩位照護者在互相面對面的狀態下，幫助被照顧者往前走（照護者的身體不要轉向前進的方向）。

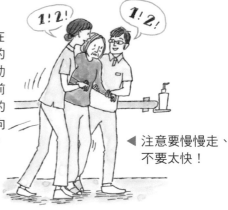

1！2！ 1！2！

◀ 注意要慢慢走、不要太快！

人性照護法的「站立」

5. 人類的「第三次誕生」

不被迎接到人類世界的孩子會怎樣呢？

人類不需要任何人教，就能在新生兒時期和「做為一個人」這件事締結下關係。從幾百萬年前到現在，人類都是這樣培養人類的特性。如果出生後完全不曾被迎入人類世界的孩子會變成什麼樣子呢？會死亡嗎？可以確定的是知識會退回最原始的狀態。

羅馬尼亞的共產政權崩解之後，有間孤兒院就出現了這樣的狀況：

這家孤兒院中有六十個小朋友，但只有一個工作人員照顧著他們。雖然全部的小朋友身體狀況都沒問題，但他們不曾和人眼神交流、不曾和人對話，也不曾碰觸他人，長期持續在這個狀態下生活。簡單地說，他們處於「感覺剝奪」的狀態，全部都有自閉症症狀。

當初拜訪這家孤兒院的法國醫師們所得到的解釋是「全部小朋友都有自閉症」。但是，當這些孩子被法國家庭認養、度過一段時間的普通家庭生活之後，自閉症狀就慢慢消失了。也就是說，因為從來沒有人認同這些孩子的人性，所以孩子們才出現了自閉症狀，這完全是因後天因素而產生的結果。

陷入感覺剝奪狀態的高齡者

少了身邊的人的溫柔照看、對話交流與肢體接觸，需要被照護的高齡者就會跟羅馬尼亞孤兒院的孩子們一樣，陷入感覺剝奪的狀態。

因為他臥床所以沒辦法啊、因為症狀愈來愈嚴重了所以沒辦法啊……我們可能會這麼想，但事實並不是如此。因果完全相反。當高齡者陷入感覺剝奪的狀態，他們的行為表現就會變得像自閉症患者。

因為被人類世界疏遠、沒有受到身為人類應有的對待，這些人為了保護自己就會開始戰鬥。他們大叫、敲打身邊的東西，或放棄溝通閉門不出，也會愈來愈少張開眼睛、愈來愈不常講話。

因此我們可以說，高齡者之所以出現問題行為、活動頻率愈來愈低，原因其實都在進行照護的我們身上。

「星期五」在哪裡？

小說《魯賓遜漂流記》當中，主角在無人島獨居並漸漸失去人性，變得愈來愈像野獸。但是三十年過後，某天他遇到了一位土著「星期五」，從此回到了人類世界。

「第一次誕生」是動物的誕生，「第二次誕生」獲得了身

人類的「第三次誕生」

為人類的社會性。然而因為在無人島長期孤獨地生活，魯賓遜失去了在第二次誕生時獲得的社會性，像動物一樣地生活。但是，與星期五的相遇，讓他再次取回了社會性，回歸人類世界。這個瞬間，人性照護法稱之為「第三次誕生」。

如果不與周圍的人有視線、對話、肢體的交流，我們就如同在無人島孤獨過活的魯賓遜，同樣也會失去第二次誕生時習得的社會性。

這是有史以來，人類首次直面高齡者的照護問題。為了讓曾經在第二次誕生中獲得社會性，卻跟魯賓遜一樣漸漸喪失能力的高齡者再次回到人類世界，獲得「第三次誕生」，我們需要的是如同「星期五」一樣的照護者。

照護被照顧者的我們，必須成為「星期五」。為了孕育「第三次誕生」，照護者必須具備相應的技術，而具體方法我們會繼續在本書中介紹。

當然，引領被照顧者的「第三次誕生」並非易事，必須實際嘗試、不斷從錯誤中累積經驗，也可能需要改變我們一貫的工作文化與方法。但是，一旦成功改變，我確信照護者與被照顧者雙方，一定能共同度過高品質又充實的時光。

Section2　人性照護法的四個支柱

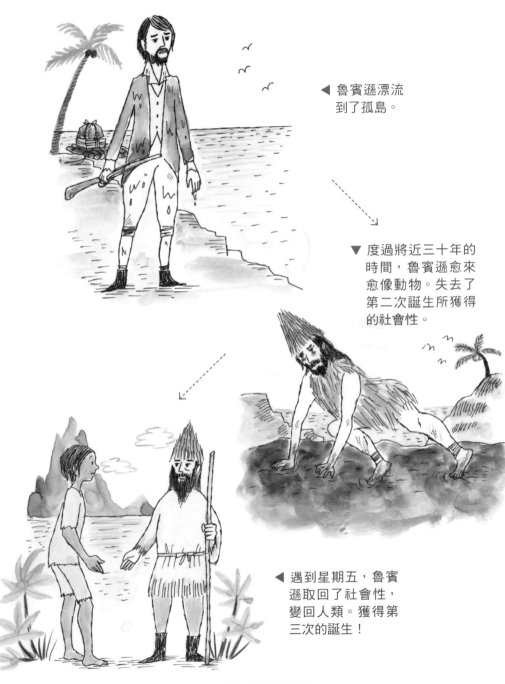

◀ 魯賓遜漂流
到了孤島。

▼ 度過將近三十年的
時間，魯賓遜愈來
愈像動物。失去了
第二次誕生所獲得
的社會性。

◀ 遇到星期五，魯賓
遜取回了社會性，
變回人類。獲得第
三次的誕生！

人類的「第三次誕生」

Section3

抓住人心的五個步驟

不要責備自己，而是要改變自己

持續實施人性照護法一段時間之後，你可能會發現大多數被照顧者的態度都變得相當溫和。這時候你或許會受到打擊，疑惑自己過去一直努力照護，究竟給被照顧者帶來的是什麼？

但是，請不要責備自己。

人性照護法的基礎理念是「支援需要照護的人」，同時我們也持續尋求可以「支援照護者心靈」的方法。希望為一直以來都非常努力照護被照顧者的人減輕負擔。讓照護者獲得成就感與滿足感，也是人性照護法的重要目標。

如果你總是拼命進行照護，我會建議你可以先從觀察被照顧者開始，改變你的照護方式。這並不是要你怪罪自己以前的方法，而是希望你可以透過觀察，察覺到「我認為好的照護方式，或許對這些認知功能退化的人來說是難以理解的」。然後，這個想法會成為契機，讓你挖掘出新的做法。當想著「來試試別種方式」時，你就已經在改變照護方式的道路上踏出了第一步。

雖然是你認為好的做法……

雖然有些做法照護者認為是好的，但實際卻可能帶給認知能力退化的被照顧者負面的感受。什麼時候會發生這樣的情況呢？

比方說，因為注重被照顧者身體清潔所以想帶他去洗澡，當你踏入被照顧者房間時，應該會對他說：「○○先生，我們去洗澡吧！」對吧？

但是，一旦太過強調你是為了執行某些「例行事務」而來，本來不愛洗澡的人就會認為你在威嚇、強迫他們，而可能更強烈地拒絕你。

對被照顧者也要按禮數走

想一下我們到朋友家玩的時候是怎麼做的？

當被朋友招待至家裡吃晚餐時，你按下門鈴通話、或是敲敲門讓對方知道你到了，當對方打開門，這時你應該不會劈頭就問「晚餐吃什麼吧？」

你會先跟朋友打招呼，進入屋子之後或許會開始閒聊一番，而後才會一起用餐。用完餐要回家之際，你會感謝朋友邀請你吃晚餐，也可能會約定下次再見。

人性照護法也會採行同樣的步驟，為了讓認知退化的被照顧者度過的時光，就像到朋友家吃晚餐那樣快樂，我們會按順序一步一步來。

我們總是以為「這個人認知能力嚴重衰退，所以不管說什麼他都聽不懂」，實際上狀況卻相反，正是因為被照顧者的認知功能衰退，所以我們才更應該重視這些日常行為。

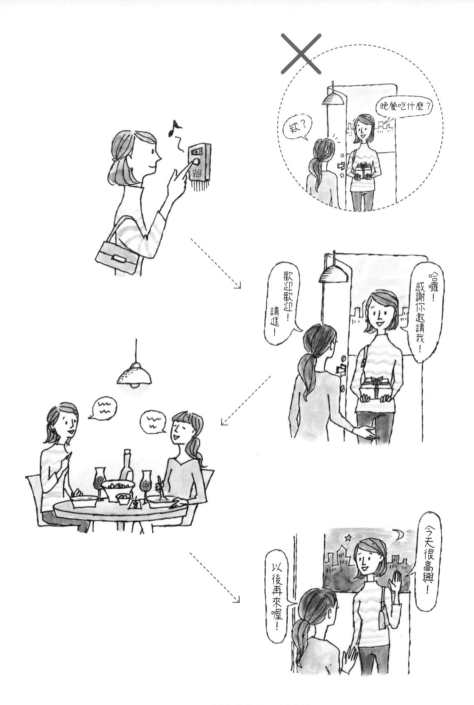

見面到分開的五個步驟

有個非常有效的好方法，可以讓被照顧者察覺到照護者的存在，還能讓被照顧者覺得「跟這個人在一起很愉快」。當然成功率並不是百分之百。但是有許多失智症患者因為這個方法，態度變得比較溫和平靜，也特別有報告指出，被照顧者的精神藥物使用量有所減少。

這個方法將從照顧開始前，到結束之後的這段時間分成五個階段，並確立了具體的步驟：

1　見面前的準備
2　照護工作的準備
3　連結知覺
4　讓感情更堅固
5　約定下次見面

以下，將依照順序一一說明。

1. 第一個步驟：見面前的準備

第一個步驟要從「見面前的準備」開始，首先，要告知對方自己已經到來，並「預告照護」。

可以先敲敲門告知對方自己來訪，具體流程如下：

❶ 敲門三下

❷ 等三秒

❸ 再敲三下

❹ 再等三秒

❺ 敲一下門之後進入房間

❻ 敲敲床板

首先是敲門三下，咚咚咚，接著等待三秒，再敲三下，再等三秒。到這時若仍沒獲得回應，其實是常見的狀況。

如果第二次敲門也等不到回應，就最後再敲一次門，再走進去。最後一次敲門還是沒有回應時，就說聲「不好意思打擾了」再進門，到床邊時再敲一下被照顧者腳邊的床板。

有些人會說「我進來前有先敲門喔」，**但就算敲了門，仍**

然是沒等對方回應就直接進門了吧？

　　如果不等對方回應就直接靠近對方，然後突然大聲地說「來，要擦身體囉」，這個行為就好像到朋友家拜訪時，不按門鈴直接打開大門、或是不打招呼就只問「晚餐吃什麼」一樣，既唐突又失禮。

　　在照顧認知功能退化的人時，如果在對方沒有同意照護的情況下貿然掀開他的被子，他們就會受到驚嚇、也會覺得恐懼，也可能因此拒絕照護。

爲什麼要敲門？

　　對步驟一，許多人會疑惑「有必要這麼不放棄地敲門嗎？」不過實際上，重複敲門，可以慢慢提高被照顧者的清醒程度。

　　試著想像自己睡覺時的狀況吧。當我們聽到咚咚咚的聲音時，大腦雖還在沉睡，意識卻稍微會有反應。若再次聽到咚咚咚的聲音，睡眠中的腦袋就會開始思考「是不是誰來了？」然後再一次聽到咚、「不好意思打擾了」的聲音，我們就會確認「果然是有人來了」，因此張開眼睛。

　　相反地，在你陷入熟睡時，只聽到一次敲門聲，還沒清醒過來，就有人在枕邊大聲說「○○先生，請起床！」這種情況不論誰都會被嚇到，也會覺得很煩躁吧。

再者，清醒程度較低、或是清醒但認知能力衰退的人，因為難以瞬間就理解狀況，所以就會聚焦在不愉快的情緒當中。**不過若被照顧者第一次敲門就有所反應，當然就不用再敲第二次了。**

告知自己的來訪，等待對方回應

在日本，多數醫院與照護機構都把被照顧者集中在一個大房間裡，因此可能不太有敲門的習慣。但當人的認知功能大幅下降，我們後天學習得來的文化影響就會漸漸消退。因此，為了慢慢提高清醒度，必須好好把握說話的技術。

如果照護者覺得敲門很讓人害羞，或在許多人的大房間裡，很難只為了其中一個人敲門，那也可以在打開簾子前先叫對方名字再等三秒、或敲敲對方腳邊的床板等，可以多嘗試其他作法。

最重要的是「告知自己的到來，並等待對方反應」，而且要反覆進行，讓對方能漸漸意識到照護者的存在。在跟對方攀談與見面的時候，也請記得不要驚嚇到對方。

如果是坐著輪椅打瞌睡的被照顧者，可以先敲敲輪椅旁的板子再開口說話。

試著開始人性照護法吧

人性照護法的做法是要先敲門，確認對方有回應後再走進房間。從中，我們也學習到這是一種建立關係的方法。雖然以前也會敲門，但卻不會等到被照顧者有回應就直接進入房間。在學習人性照護法之後，如果在敲門後沒有得到回音，我們就會再敲一次門，然後令人驚奇的是，等待之後，被照顧者會回答我們說「好」。就算是表達有困難的人，也會把身體朝向門的方向，回應我們的敲門。

見面前的準備

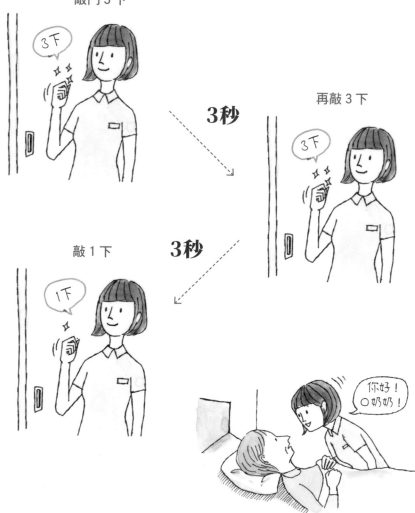

敲門 3 下
3下

3秒

再敲 3 下
3下

敲 1 下
1下

3秒

你好！
〇奶奶！

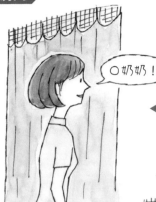

◀ 不敲門而是直接開口。

▶ 敲敲牆壁。

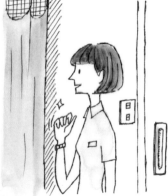

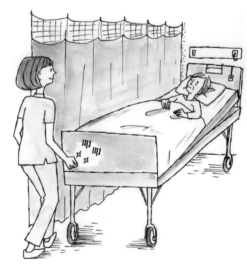

◀ 敲敲腳邊的床板。

第一個步驟：見面前的準備

2. 第二個步驟：
照護工作的準備

　　第二個步驟，是為了讓被照顧者同意進行照護的程序。

　　所需時間約二十秒至三分鐘。不過，從截止目前為止的實際操作經驗來看，有百分之九十的人可以在四十秒內完成，也就是說，雖然看起來麻煩，但需要花費的時間相當短。

　　使用人性照護法這項技術之後，曾有報告顯示被照顧者的攻擊性與破壞性行為減少了八三％[1]。另外，在日本，經由照護人員實際操作後也發現，因為多了這個步驟，許多被照顧者的反應不同以往。且即使平日工作再怎麼忙碌，要撥出四十秒時間也應該不會太困難才是。

如果被照顧者不同意，就先放棄

　　這個技法的重點是，進行這個步驟的時間不可超過三分鐘。如果三分內沒有獲得對方同意，那就先放棄這次照護，另尋時間重新開始。三十分鐘後再回來嘗試也可以，但如果被照

---

1. Delmas C. Are difficulties caring for patients with Alzheimer's disease becoming an opportunity to prescribe well-being with the Gineste Marescotti care methodology? European Union Geriarric Society annual meeting 2013.

顧者拒絕的情況比較激烈，在早上被拒絕之後，可以下午再回來詢問一次。要配合他們抗拒的程度，設定再次進行「見面前的準備」（第一個步驟）的時間。

在對方不同意的情況下進行照護，就等同於「強制照護」。「不進行強制照護」是人性照護法的基本理念。就算出發點是為了被照顧者好，也不能讓被照顧者覺得自己被強迫。

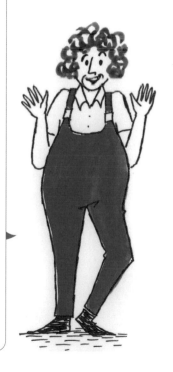

沒時間怎麼辦？

擠時間永遠是全世界的人共通的課題。如果機構中只有一名照護人員，那個人可能會說：「人手不足，所以沒辦法進行人性照護法」；但即使人員增加至兩名，我們還是會得到相同的回答；就算有三名照護人員，他們則會說：「為什麼你們會覺得我們有這些時間呢？」

因為每個人都很忙碌，所以我們不應該這樣思考問題。不應該想為什麼時間不夠，而是應該思考在固定時間內，我們可以選擇做些什麼，這才是問題所在。

我們沒時間跟被照顧者一起散步，沒錯，但我們卻有時間看電腦、整理床邊、擦桌子等等。如果我們照顧的是自己的父親，我們可能會說：「不論如何都想讓爸爸走路」，就算桌子很髒也無所謂，我們仍然渴望父親能踏出步伐。

問題在於選擇，也在於照護當中以什麼為優先。選擇經常伴隨風險，可是我認為，不容許風險的社會並不存在。

第二個步驟：照護工作的準備

假設被照顧者對照護者留下了不好的印象，接下來的照護就不可能讓雙方都獲得滿足。開始照護工作前，首先重要的是培養關係，一旦被照顧者不同意，就要先暫時放棄，之後再找時間嘗試。

在照護現場因為時間緊迫，要發揮「放棄的能力」並不容易。不過，「放棄」雖然給人負面的印象，但我們放棄「現在照護」被照顧者，等待下次機會，才真正尊重了被照顧者的意志。**發揮「放棄的能力」需要勇氣，也需要組織的理解與幫助。**

試著開始人性照護法吧

人性照護法非常強調「當被照顧者覺得討厭，就絕對不要強迫他」。在準備進行照護時，為了讓照護順利，我們會努力嘗試各種對話，但並不總是能切中被照顧者狀況，也不一定能獲得他們的同意。如果三分鐘以內沒獲得同意，我們會想：「這樣啊，那就下次再過來試試看吧」。

但現在的情況是，有很多人是一旦決定要幫被照顧者擦澡，那不管如何都得完成任務。如果延到之後再做，後面的工作流程就會不順。像這樣以我們自己的狀況為優先，不顧被照顧者感受，最後就會陷入強迫被照顧者、被照顧者激烈拒絕的惡性循環當中。因為被照顧者知道「這個人完全不會聽我的要求」，最後就理所當然地一看到照護者的臉就不願配合。

如果認知功能退化的人能感覺到「討厭的事不會發生，真是太好了」，他們的緊張感就會較為舒緩。所以，在無法獲得被照顧者同意的情況下，可以先舒緩他們的緊張，並採取第五個步驟「約定下次再見」（請參照第一三○頁），之後再重新嘗試。

讓被照顧者知道「我是為了你而來的」

前面我們說明了為什麼不要花太多的時間在「照護的準備工作」這個步驟上，接著，我們會說明具體要做的事究竟有哪些。

完成「見面前的準備」之後，我們很容易立刻向對方說：「○○奶奶，我們要去洗澡囉！」突然報告自己接下來的任務。但在人性照護法中，我們會說：「我是○○，我來跟你聊天哦，你現在有時間嗎？」，讓被照顧者知道我們是「為了跟你說話」、「為了跟你見面」而來的。

當然，在這裡也必須發揮人性照護法的「注視」與「對話」技術，面帶微笑、用溫和的語調聊天。**但若對方認知功能退化，你的笑容跟聲音誇張一點也沒關係。**不懂人性照護法的工作人員可能會覺得這做法「太多餘了」、「很不自然」，但是「配合對方的認知功能改變態度」，也是專業的技術之一。

不要說「讓人討厭的話」

　　配合對方的認知功能，與對方談笑風生，不是為了履行職責而接近對方，而是為了向對方強調「我是來關心你的」。

　　這麼一來，認知功能衰退的人也可以感覺到「這個人很關心自己」，然後，就可以從關心對方身體，讓焦點慢慢轉移到照護上，例如你可以說：「昨天你說背很痛，那我來幫你按摩吧！」

　　此外，盡可能不要說出會讓對方討厭的話，所以為了不讓對方聯想到討厭的事物，要慎選說話方式。比方說聽到「洗澡」，被照顧者可能就會出現拒絕反應，因此我們可以將「洗澡」換個說法，換成「讓身體清爽一點」，如此一來就能讓對方理解狀況。

　　舉另一個例子，在我們研習人性照護法的醫院裡可以清楚地看見富士山，如果有被照顧者拒絕走路，我們就會提出邀請：「今天的富士山很美，如果一起欣賞，我覺得應該會很棒！從那條走廊就可以看到了，要不要一起去看看呢？」藉此增加被照顧者走路的時間。

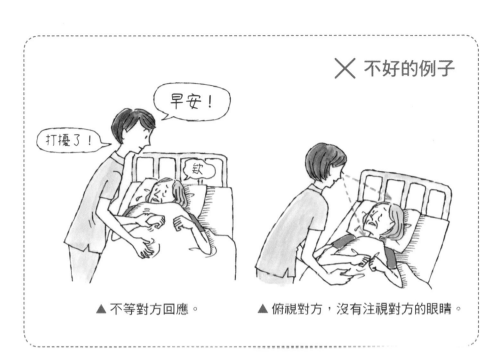

在這個步驟要注意的事情如下：

- 從正面靠近對方。
- 捕捉對方視線。
- 對視的兩秒之內要開口說話。
- 剛開始不要說「照護（工作）」相關的事。
- 不要突然摸身體比較「私密」的部分。
- 使用人性照護法「注視」、「觸摸」、「對話」的技術。
- 三分鐘內沒有獲得對方同意，就另外再找時間。

接下來，會按順序逐一說明這些注意事項。

從正面靠近對方

有很多人說「照護時從正面接近被照顧者，會讓他們不安」。但是我們對總是看著牆壁的被照顧者，不也是會直接在她背後出聲嗎？又或是當有人走在前面，我們在超越對方時開口說話、把手放在對方肩膀上，不都是會嚇到對方嗎？

認知功能衰退的人沒辦法辨別背後的聲音。如果被照顧者沒注意到照護者的存在、也對聲音沒反應，照護者通常會更靠近、更大聲地說話。

但是突然靠近對方大聲說話，只會嚇到他們。當被照顧者

反覆受到驚嚇，就更容易懷抱不安與憤怒。因此，為了避免驚擾被照顧者，最好的方法還是從正面靠近。

捕捉對方視線

正面靠近後，要看著被照顧者的眼睛。

或許有些人不擅長「靜靜看著對方眼睛說話」。確實，我們平常並不會去要求別人的目光一定要看著自己。

但是，如果持續和認知功能退化的人視線交會，當你提出問題時，對方也會有所反應[2]。配合對方認知功能的程度、確認彼此眼睛之間的距離、然後調整視線交會時間的長度，這些都是必要的。即使是認知功能退化到相當嚴重的人，只要他們視線交會看著眼前的人，就更可以集中精神。所以，在對話途

---

2. Akechi H et al. Attention to eye contact in the West and East: autonomic responses and evaluative ratings. Plos One.2013;8(3);e59312.

試著開始人性照護法吧

在進入被照顧者房間時先説：「我來跟你聊天了，另外想問，是不是可以幫你擦身體呢？」用關心的話語引領對方接受照護，也可以一口氣降低強制的感覺。而我們經常可以因為這個方法看到被照顧者的不同反應，真的非常令人驚訝。

中，持續捕捉對方的視線也非常重要。為了讓對方目光持續在自己身上，有必要時也可以改變自己身體的位置。

對視的兩秒之內要開口說話

為什麼要特地立這條規則呢？可能會有人覺得「我們平常不是一跟人視線交會就會開口說話了嗎？這不是很理所當然嗎？」

如果是與保有一定認知功能的人溝通，那麼視線一交會我們就會立刻開口說話，就像在跟家人朋友對話一樣。

可是，當我們用人性照護法的技法與認知功能衰退的人對話時，有時我們以為對方還不懂意思，對方卻突然改變視線看向自己，突如其來的視線交會，經常使我們陷入驚嚇而沉默，頓時不知所措只是一直看著他們。這時候，請一定要記得「對視的兩秒內要開口說話」的這個技巧。

剛開始不要說「照護」相關的事

在沒有獲得被照顧者同意的情況下，不要提起照護（工作）的事。「〇〇先生，要洗澡了」、「〇〇先生，吃藥時間到了」等等，照護者總是一靠近被照顧者，就立刻說自己要開始進行「照護（工作）」。

雖然這些工作確實是我們的首要之務，但對於被照顧者來說，他們接收到的訊息是：「這些人只是為了工作（協助洗澡或吃藥）才過來的」並對此感到厭惡。

　　為了避免事情變成那樣，如同這一節開頭所說的，首先我們要說的是：「○○先生，我來跟你說話了，現在有空嗎？」，要告訴對方「我是為了看你而來的」、「我想跟你說話」，強調自己是為了關心對方才踏入病房。

試著開始人性照護法吧

　　到目前為止，我們的照護都是有目的才會踏入被照顧者的房間，例如為了清潔被照顧者身體、檢測體溫等。

　　但在人性照護法中，我們會在敲門之後才進入房間，為了加深彼此的羈絆而跟被照顧者聊天。在這麼做之後，被照顧者也會開始跟我們聊自己的事，曾經很排斥照護的人也愈來愈可以接受照護了。即便是溝通困難的被照顧者也會因為舒緩了緊張感，而可以平靜地接受照護，改變的程度令人吃驚。

　　在幫病患清潔身體時，我可以透過雙手的觸覺、透過聽覺，感覺被照顧者處於舒適的狀態，也可以感覺到照護的快樂又回到了我的心中，感覺到自己做的事是很有價值的。

「對話」、「觸摸」

如果你困惑「是不是只要說話就好了？」答案或許是「沒錯！」當被照顧者沒有明確反應，或不像平常一樣大叫、反應較平常來得溫和，就可以持續與他們對話。

說話時，適時加入開心的表情、多說積極正面的話，如「早安，很開心可以跟你聊天」。然後，要將「與你在一起很開心」的這些心情化作訊號大量傳遞給對方，拉近彼此的距離。合適的距離則依被照顧者的認知功能不同而有所差異。

接著，你可以將雙手朝上，放在被照顧者面前，或許他們就會把手放到你的手上。也可以直接對他們說「可以跟你握手嗎」。如果對方的手沒有動作，那你可以輕輕觸摸對方的手肘、背部，確認對方的反應。記住不要摸臉或手這些較為私密的部位（可參考第六十七頁）。

過程中，要持續釋出正面的訊息，讓被照顧者留下情緒記憶，記下「這個狀況還不錯」。如果對方搖搖手表示拒絕，就跟他們「約定下次再見」，暫時先離開現場。

臉是私密領域

在這裡要注意的是，臉是極為私密的領域。如果被路上遇到的人突然摸臉，任誰都會大嚇一跳吧。認知功能衰退的人當

然也是如此，突然被陌生人（實際上是照護人員）摸到臉，也會嚇一大跳。

　　就算你覺得自己與被照顧者已有相當程度的親密，但被照顧者也不一定會記得一直照護他的人。突然摸對方的臉，就像貿然踏入對方的私人領域，所以對方如果拒絕，也是很自然的事。

照護工作的準備

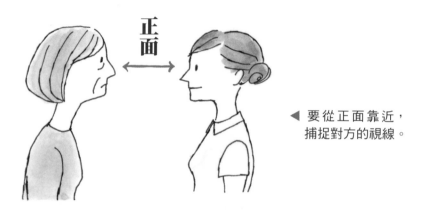

正面

◀ 要從正面靠近，
捕捉對方的視線。

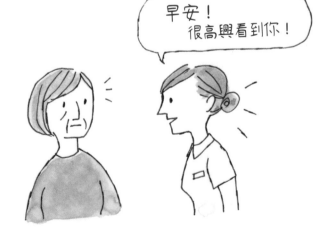

早安！
很高興看到你！

▶ 對視的兩秒之內
要開口說話。

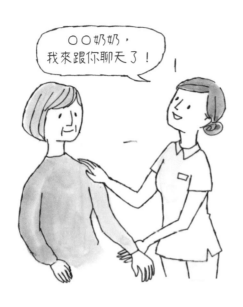

○○奶奶，
我來跟你聊天了！

◀ 注意不要一開始
就提到照護的事。

◀ 不要觸摸對方身
體較私密的部位。

▼ 使用人性照護法
「注視」、「觸摸」、
「對話」的技術。

注視

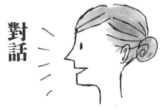對話

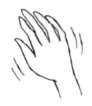觸摸

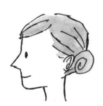

第二個步驟：照護工作的準備

3. 第三個步驟：連結知覺

　　獲得被照顧者同意之後，就可以進行下一步驟了。這個步驟也是實際照護最重要的部分。以先前拜訪朋友家的例子來說，就是一起吃晚餐的部分。

　　這個步驟有兩個要點：

- 「注視」、「對話」、「觸摸」，操作時至少要用到其中兩項技術。
- 被照顧者從五感所獲得的訊息，傳達的必須是相同的意思。

使用兩項以上的照護技術

　　如果照護者沒有將訊息好好傳遞給被照顧者，就自行開始進行照護，會驚嚇到他們，而且重複驚擾被照顧者，也會使被照顧者愈來愈煩躁、憤怒。

　　如果只採用「注視」、「對話」、「觸摸」其中一項的技術，就無法將正面的情緒好好傳遞給對方，也可能讓被照顧者在照護途中開始抗拒。

傳遞出的訊息不要互相矛盾

　　面帶笑容、語氣溫和，但雙手卻因在意時間而動作迅速、用力擦拭被照顧者的身體。這時候，照護者所傳遞出的訊息其實是互相矛盾的，沒有成功顧及整體訊息的一致。

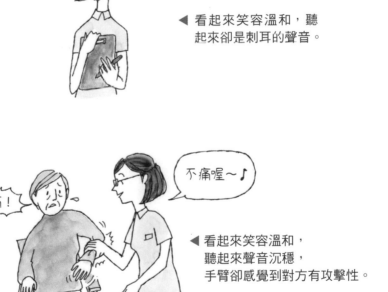

◀ 看起來笑容溫和，聽起來卻是刺耳的聲音。

◀ 看起來笑容溫和，聽起來聲音沉穩，手臂卻感覺到對方有攻擊性。

透過視覺、聽覺、觸覺傳遞訊息時，至少要有兩個以上的訊息是一致的，而且要持續傳達正面的情緒。因為有點難懂，所以接下來我用具體的例子來說明。

例如，我們可能會溫柔地笑著說：「沒問題，我來幫你換衣服」，但在幫對方脫下袖子時不小心用力抓著對方的手腕。或從被照顧者背後，語氣溫和地對他說：「那裡在做體操，我們過去一起做吧」，卻沒有等被照顧者回應就直接抓著他的手臂帶他走過去。

這些時候，被照顧者心裡是什麼感覺呢？即使照護者態度溫和，也給被照顧者的視覺與聽覺傳遞了正面訊息，但漫不經心地握住被照顧者手腕、突然抓住手臂帶著他走，這些行為所傳遞出的訊息與視覺、聽覺感受到的相反，會帶給被照顧者負面的感受。此時，就算照護者在其他方面都做得相當完美，被照顧者仍會萌生抗拒心，因而拒絕照護。

什麼是「知覺連結」？

為了避免傳遞出去的訊息不一致，我們必須同時做到面帶笑容、聲音溫和穩重，並柔和地觸摸對方。如果視覺、聽覺、觸覺同時都接收到了正面的訊息，被照顧者心情也會變得愉快，這就是人性照護法所謂的「知覺連結」。

做到「知覺連結」，就可以消解被照顧者的緊張感。他們

會更加放鬆，甚至可能在照護當中打呵欠。如果被照顧者不再抵抗，照護者也不必投入多餘的力氣。

反之，如果沒做到「知覺連結」，被照顧者的肌肉會愈加緊張、表情凝重嚴肅，手腳非常用力，照護者便很難幫他們清潔身體。例如我們說：「面向這裡喔」，為了改變被照顧者姿勢而使力抓住對方手腕，這時候的「知覺連結」並不能讓被照顧者感覺愉快。照護無法使雙方快樂，最後被照顧者只會以話語跟行動表示內心的「厭煩」，雙方狀況就更陷入了惡性循環。

比起合拍，更重要的是技術

問題並不出在照護者是否與被照顧者個性合拍、照護者是否夠溫柔。批評照護者無法解決任何問題。照顧認知功能退化的人時，我們應該怎麼做才可以順利傳遞正面情緒？怎麼做才可以讓對方感覺愉快？只要具備相應的技術並予以實踐，問題就能迎刃而解。

具體而言，我們必須綜合實踐「注視」、「對話」、「觸摸」的基本技術。「注視」、「對話」在執行上較為容易，「**觸摸**」則經常因為「效率」而被忽略。**比起效率，我們更應該重視的是「對方的心情」**。要讓身體習慣溫柔觸摸的技術，會需要不少時間。

兩人同時進行照護時，
要分別扮演「黑衣人」與「主人」

當被照顧者的認知功能衰退至一定程度，開始出現極為激烈的抗拒行為時，共同照護被照顧者的兩位照護者可以採用「黑衣人與主人」的方法，以避免被照顧者陷入混亂。

一般若是兩個人一起進行照護時，通常會站在被照顧者兩

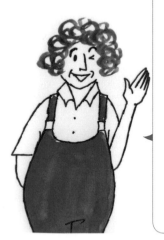

照護者不是洗衣機

清潔，只是個為了達到某個目的而必須採取的手段。假設你是被照顧者，你會去洗澡是因為身體很髒嗎？身上沒有汗也沒沾滿泥土，為什麼非要洗澡不可呢？

原因在於，你充滿喜悅地希望身體變乾淨。但只讓身體變乾淨並不是全部，也不是我們的第一目標。

因為希望你高興、希望你可以重新獲得生存的勇氣，所以我們清洗你的身體，看著你、觸摸著你，同時告訴你：「你很重要」。這才是清潔的意義吧。

照護者並不僅只是個把東西洗乾淨的洗衣機。如果目的只是要短時間讓身體清潔溜溜，那照護者或許應該改叫做自動清潔機。可是護理師、看護的工作比起洗衣機來得更加重要。比起清潔更加重要的是被照顧者的感受，被照顧者的感受才是最重要的！

側，大多數時候也會同時跟被照顧者說話、同時進行照護。但是，當兩人同時在左右兩邊發出聲音，或從上下兩邊同時活動被照顧者的身體，認知功能衰退的被照顧者會因為訊息量過多，腦袋無法運轉而陷入一片混亂。最後被照顧者就會大叫「不要」，全身用力抵抗，演變成棘手的狀況，結果就是需要花許多時間來完成照護。

兩人一起照顧被照顧者時，分工不該是「上半身一人、下半身一人」，而是應該有一人負責注視著被照顧者的眼睛，向他報告目前狀況，也就是所謂的「主人」角色；另一人則不用說話，只要默默地、不疾不徐地進行照護即可，也就是所謂的「黑衣人」腳色。雙人照護時，請務必使用這種分工方式。

主人負責「注視」與「對話」，黑衣人負責「觸摸」

扮演主人的照護者要一直站在被照顧者面前，捕捉被照顧者視線並持續與他對話。

到了「照護工作的準備」階段，主人要先向被照顧者介紹黑衣人，說：「我的朋友會在旁邊幫忙，請放心」黑衣人在簡單跟被照顧者打招呼之後，就不再出聲。

黑衣人在幫忙被照顧者脫下衣服時，主人要詢問被照顧者：「現在要脫衣服了，可以把右手舉高嗎？」等等，透過報

告現況，促使被照顧者行動。在擦澡時也要持續對話，「現在要慢慢擦你的背喔，感覺舒服嗎？」、「要幫背沖熱水了，很溫暖吧」。仔細說明現在的動作、觸摸的是哪個身體部位，透過這些說明，被照顧者也可以認識到「現在自己哪個部位正在被觸摸」。

人性照護法基本原則的「注視」、「對話」由主人負責，「觸摸」則由黑衣人負責，兩人合力引導被照顧者將注意力放在「當下」，以避免照護中常有的混亂。像這樣，交互進行「注視」、「對話」、「觸摸」，並與被照顧者的知覺有所聯繫，就是人性照護法所謂的「知覺連結」。

哪種方式比較有效率？

這「黑衣人與主人」的技法，是由主人負責說話，而進行清潔等照護的只有黑衣人一個人。或許有人會想，難得有兩個人一起工作，只有一個人動手不會很花時間嗎？效率會好嗎？

不過請回想一下，遇到總是拒絕照護的被照顧者時，怎麼可能「有效率地」進行排泄照護與清潔照護呢？失智症患者緊扯著布條或毛巾，照護者為了要他們放手大喊「放開！」，一邊用力與被照顧者進行拉扯。這樣的狀況簡直就是開戰。

在照護現場工作的專業人士絕對不會想傷害被照顧者，也是為了他們才要進行清潔與排泄的照護。可是，「必須跟被照

顧者戰鬥」的照護法已經快成為日常風景，照護者也愈來愈不快樂，最後失去對工作的熱情。

「因為沒時間所以只好這樣」，但是，如果總是追求「效率」，最後的代價就是身心俱疲的員工決定離職。照護者大多是為了想「幫助人」而選擇這份工作，因此，為了讓照護者持續看見自己工作的意義，我們最重視的是照護者與被照顧者雙方都能獲得喜悅與滿足，這些照護技術就是為此而誕生的。

試著開始人性照護法吧

目前我們幫被照顧者洗澡時，如果是兩人合力進行，照護者會站在兩側，左右邊同時用力刷他們的身體。如果從被照顧者的角度來看，左右兩邊都各有訊息，兩手動來動去，混亂完全是更上一層樓。

因此兩人合力時，分工不是左邊與右邊，而是「黑衣人與主人」，也就是分成「看著對方眼睛並持續對話」的人與「實際進行照護工作」的人。如此一來在照護進行當中，有一個人可以持續看著被照顧者跟他對話，像是「現在我的朋友要幫你擦背囉」、「用溫毛巾擦身體很舒服對吧」、「請抬高右腳喔」。在被照顧者眼前的照護者持續轉播現況，另一人則慢慢地完成工作。

兩人持續同心協力，一人關注被照顧者的心情，另一個人則緩緩地、柔和地幫被照顧者擦拭身體。當被照顧者全身放鬆，看起來很舒服，你就會更深刻感受到被照顧者的反應與之前有多麼不同。

第三個步驟：連結知覺

知覺連結

「注視」、「對話」、「觸摸」的技術，
全部要表達的都是同一個訊息（溫柔）

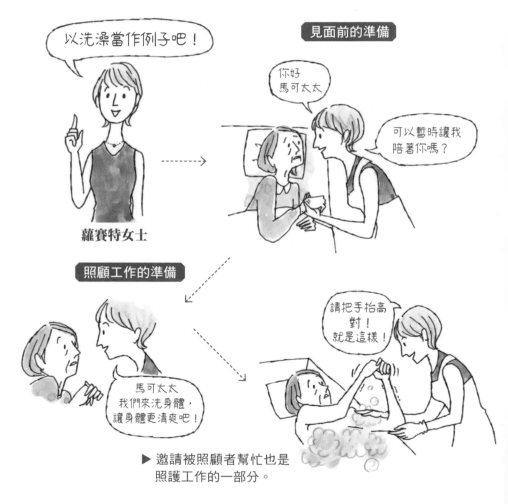

▶ 邀請被照顧者幫忙也是
照護工作的一部分。

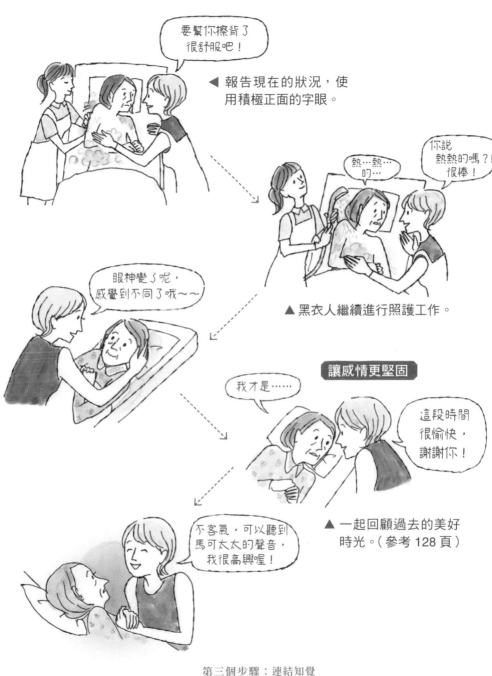

第三個步驟：連結知覺

123

4. 第四個步驟：讓感情更堅固

　　結束照護工作後，為了讓被照顧者牢牢記下這次愉快的體驗，以利下次照護，需要的就是這個步驟：「讓感情更堅固」。

　　也就是說，兩個人要一起「回憶」剛剛發生的事情。

- 正面地肯定照護的內容。
  - ⇒「洗澡讓心情很好對吧！」
- 正面地稱讚對方。
  - ⇒「洗完澡整個人看起來很清爽哦。」
  - ⇒「謝謝你幫了我們很多忙。」
- 正面評價一起度過的時間。
  - ⇒「我也很開心，謝謝你！」
- 正面的言語，行為表現則像在跟朋友相處一樣
  - ⇒可以讓被照顧者留下正面的「情緒記憶」。

讓被照顧者留下「這個人不會做討厭的事」的情緒記憶

　　失智症患者就算病程不斷推進，但情緒記憶也還是會持續

留存。第四個步驟「讓感情更堅固」的目的，便是讓「洗澡很舒服、這段時間很棒」等快樂的記憶，停留在被照顧者的大腦中。

將彼此在照護過程中的愉快心情，明確地用話語表現出來，可以加深彼此之間的「羈絆」。這個方法能夠提高照護工作的價值，被照顧者也會牢牢記住「這個人不會做我討厭的事情」、「如果跟這個人一起總是很愉快」，最後留下正面的情緒記憶。

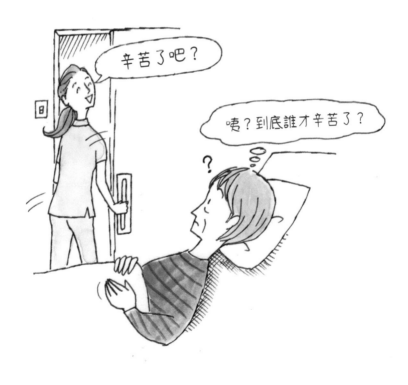

第四個步驟：讓感情更堅固

再例如，你可以想像自己幫被照顧者洗完澡後送他回床上時，你是怎麼做的？或許會說聲「辛苦了」，就繼續推進到下個工作。但在這裡，請花幾分鐘時間讓感情更堅固。

「又來了？時間有限耶……」可能你會覺得時間不夠，但是多了這個步驟，你就可能讓平日不喜歡接受照護的被照顧者在這次體驗之後，下一次心情愉快地迎接照護。只要花幾分鐘堅固感情，就可以縮短下次勸說被照顧者接受照護的時間，其實是非常有效率的方法。

表現稍微誇張一點也沒關係

實際做法是，可以先請被照顧者坐在床上（或躺著），並向對方說：「洗身體很舒服吧！真的非常棒！你可以自己翻身抬手，真的幫我很大的忙！可以跟你聊這麼多，我也很開心！」，可以在對話中穿插剛剛的照護、對對方的感謝、自己的喜悅。

如果是認知功能退化的被照顧者，照護者可以表現得誇張一點，效果會更好。但認知功能沒問題的人如果看到，或許會覺得「距離靠太近了」、「笑容跟說話方式太誇張了」、「很不自然」。因此必須要讓身邊的照護夥伴也理解這個方法的用意，一起進行才行。

怎麼讓一起工作的夥伴也理解這些技術

如果難以獲得工作夥伴的理解，你唯一的方法，就是先實際嘗試這些技術，然後等待效果顯現。不要因旁人的反應而改變心意，你必須集中精神，一心一意地為眼前的被照顧者服務。

例如，當總是在照護中大叫的被照顧者回應變得溫和，也很溫順地接受照護，看到這些變化，其他照護者就會驚奇地問「為什麼」。這時候，你再向他們說明這些照護的方法。

為了改善失智症照護，我們需要改變工作團體的文化，也要讓更多的照護人員理解新的方式、進而改變，而改變非常需要時間。

但不必焦急、也不用慌張，你要考慮的，只有眼前這個認知功能衰退的人。時常思考「怎麼做才可以讓這個人平靜地接受我的照顧？」，要讓工作夥伴也有一樣的想法，最重要的就是持續溝通不放棄。

讓感情更堅固

回想一起度過的美好時光

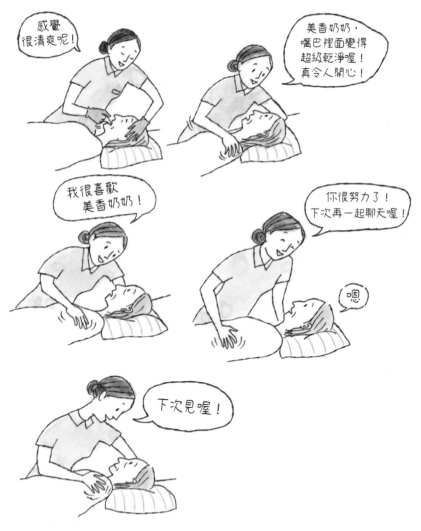

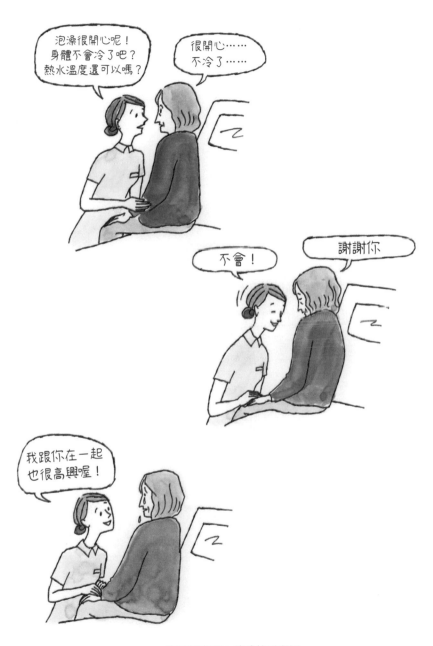

第四個步驟：讓感情更堅固

5.

約定下次再見

　　結束照護工作後，離開前的最後一個步驟就是「約定下次再見」。即使對方記不得事情，也必須立下約定。與被照顧者立下正面的約定，被照顧者會懷有期待，想著「這個人下次還會來看我」，這個感覺就會變成情緒記憶。

　　我們藉由前一個「讓感情更堅固」的步驟，提升被照顧者對照護的正面印象，接下來的「約定下次再見」，則是告訴他們彼此下次還會再見面。當被照顧者對你抱有好印象，只要想到你下次會再來訪，他們就會很愉快，或許還會期待你的到來。

試著開始人性照護法吧

　　握手之後再道別，比你想像的更重要。之前我們在照護結束之時會說：「好，結束了哦。」然後就離開現場，散發出一股「好忙好忙」的氛圍。

　　但是，如果說一句「我還會再來哦」然後握手，只需要花幾秒時間，下次再回來時就可以有被尊重並接受的感受。

雖然下次再見時，被照顧者可能已經忘記這個約定，但只要他們還記得那股愉快的感覺，臉上就會掛著微笑，開心地迎接照護者吧。此外，單單只是「跟其他人立下約定」，就可以讓被照顧者感覺自己跟這個社會有所聯繫，也會更願意配合照護。

　　特別對總是拒絕照護的被照顧者而言，下次的約定更是不可或缺。如果被照顧者拒絕任何照護，那就絕對不要強迫他，只說「我來預約下次見面的時間」，之後照約定時間拜訪被照顧者，效果會比較好。

把約定寫下來

　　把下次的約定先寫下來，對有記憶困難的被照顧者來說也有相當的效果。比方說，在紙上寫下「八月二十二日，星期三下午兩點，洗澡」，之後再將紙條放在被照顧者床邊。如果被照顧者一聽到「洗澡」就陷入混亂，那你也可以把洗澡寫為「按摩」，或替換成其他洗澡時也會做的事情。用小張便條紙就可以了。由照護者或由被照顧者哪邊寫下約定都無妨。

　　如果被照顧者能夠理解便條的意思，他就可以隨時確認約定好的時間。如果被照顧者看不懂，照護者便可以向他說明「這裡有寫好約定時間喔」，透過書寫，也可以傳達照護者的誠實。

開始下次照護時，照護者可以跟被照顧者一起看著便條，對他說：「你看，這裡寫了洗澡的時間喔」，如此便能開啟對話。在約定之日到來之前，其他照護者也可以藉由這張紙條，找到跟被照顧者聊天的話題。

如果沒辦法下次見

有些照護人員會輪流在各個照護機構服務，因此也很難跟被照顧者立下下次見的約定。這時候就可以向他們介紹在機構的常駐服務人員，向被照顧者說明這是自己的夥伴。

舉例來說，你可以請該醫院或照護機構的員工來到被照顧者面前，然後安撫被照顧者：「這是我的朋友○○○先生，之後會繼續幫忙，所以請不用擔心。」接著讓被照顧者與員工握手，並再次強調：「這位○○○先生很溫柔喔」。

我們也經常看到在機構員工笑著說「請多多指教」之後，被照顧者便點點頭回以笑容。

步驟四「讓感情更堅固」與步驟五「約定下次再見」，都是為了讓被照顧者可以心情平靜地接受下次照護，不需要用到太多時間。如果照護氣氛融洽，在工作尾聲彼此再次確認心情，不僅可以讓照護者與被照顧者之間的情感更加牢固，照護者也會覺得很充實。

約定下次再見

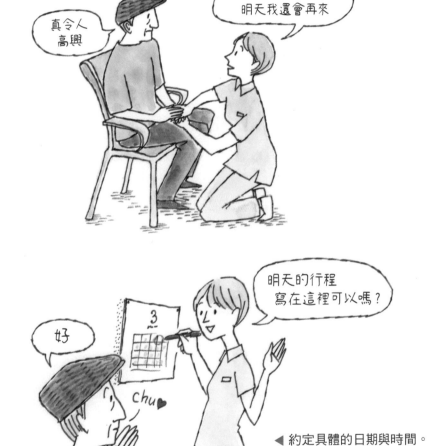

▲ 約定具體的日期與時間。

第五個步驟：約定下次再見

Section4

人性照護法 Q & A

回答者
伊凡・傑內斯特

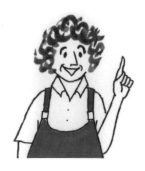

Q1 雖說要按被照顧者的照護等級來判斷，但要怎麼讓跌倒風險高的人站立跟行走？

如果被照顧者沒有跌倒的風險，就不會需要協助。需要協助的，是跌倒風險較高的人。

讓這些人站立，目的並不是要讓他們馬上擁有自主活動的能力，之所以要讓他們站立與行走，是為了維持、改善他們的健康狀態。如果能走點路，就多少可以預防褥瘡。**如果一天可以站著二十分鐘，就不會變成臥床的狀態。**依據各人情況，被照顧者可能會需要一至兩個，或甚至三個人協助，但一定會有人覺得這麼做太花人力了。

但是，我不會對要不要讓被照顧者站立這件事迷惘，思考「怎麼照顧高齡者」時，就等同是在思考「怎麼讓高齡者站起來」。

因此，「在我照顧他之前，他就已經臥床了，所以這個人沒辦法站」，這種判斷是錯誤的。要確認被照顧者的身體能力，必須先觀察平日替他們清潔、或在沐浴床上洗澡的狀況，之後再進行評估。

如果被照顧者可以出力用腳底板推照護者的手，那就有辦法站；如果能在床上舉高自己的腳，就可能有能力走路。你可以利用清潔與洗澡的機會，確定被照顧者的肌力與關節活動狀況之後，再讓他們練習站立與行走。

Q2　被照顧者會趁我不注意時自己亂動，我可以怎麼預防他跌倒？

　　如果是我，就會對被照顧者說：「因為你還不能好好平衡身體，所以請絕對不要自己站起來，想站的時候可以請身邊的人幫忙，讓他們協助你。」不過每個人狀況不同，所以有時候我們會與家屬商量，請家人在一定範圍內看著他。

　　聽到這個回答，很多人會想「這麼做沒辦法預防跌倒啊」**但是，我想強調的是，如果因為害怕跌倒而限制被照顧者行動，即使是短時間，都會對高齡者的健康造成嚴重的傷害。**

　　一旦使用繩子、柵欄或鎖來限制高齡者行動，必定會對他們造成傷害。人性照護法當中，只有在拘束能消除對被照顧者的傷害時，我們才會將拘束放入選項。一旦被照顧者受到限制，血液循環就會變差、肌肉量減少、骨骼鈣質也會流失。所以，我們選擇不拘束被照顧者，而是邀請他們：「一天三十分鐘的時間，跟我一起散步吧」。

　　此外，就算不特別用器具約束被照顧者，也要注意是不是因為過度重視預防跌倒，而逼被照顧者整天坐著或躺在床上。在日本，有一部分醫院與照護機構盡己所能地幫助被照顧者站立跟走路，但仍有多數醫院與照護機構站在安全立場，極力防止被照顧者跌倒。我們必須付出大量時間與人力，才能夠改變現況。

Q③ 雖然知道站著對被照顧者很重要，但要是他們跌倒了我會很困擾……

考慮醫療安全的問題，我們應該怎麼做確實會是個很大的課題。然而，當你九十歲時，你會希望其他人因為擔心你跌倒，二話不說就把你綁在床上嗎？

跌倒是會有風險，醫療訴訟也讓人不安，這些我都非常理解。但是這時候作為「照護專業人士」，我們應該把被照顧者獲得的好處與失去的能力，放在天秤上好好思考。

我們應該提出心中的問題，並努力呼籲社會做出改變。我相信，經過反覆嘗試，一定會有更多人了解**「為了讓被照顧者維持良好的健康，跌倒也是其中一個可能經歷的過程」**，並迎來社會改變的那一天。

Q4　夜間值班的人員很少，這樣也能進行人性照護法嗎？

有些老人中心或照護機構的住民多達一百人，但夜間值班的人員卻只有二至三人。確實，從許多面向來看，現階段仍有很多不足的地方。

但我們並不是脫離現實，提出沒有人做得到的方法。我們也不打算要立刻把一切做到完美。在導入人性照護法時，如果遇到狀況，要先判斷最重要的是什麼，學會設定優先順序就可以了。

導入人性照護法之後，照護會更有效率，也可以節省時間。如果被照顧者能站著洗澡，就可以縮短沐浴時間，在床上擦身體的時間也會變少。當然，省時並不是人性照護法的目的。雖然我們的首要目標，是讓被照顧者因照護而有好心情，但事實上，人性照護法也真的可以提升整體工作效率。

而且，如果是我，也不會希望有人夜間來巡視。因為我想好好睡覺。在本書二十七頁，我們也說明過睡眠對認知功能較低的人來說有多麼重要。

不如說，問題其實就是夜間巡視，被照顧者下床跌倒的案例，在夜間巡視之後壓倒性地占大多數。也就是說，在被照顧者睡覺時巡視病房可能吵醒他們。也因此，我們必須再次思

考，是否真的有必要每兩個小時就巡視一次病房？因醫院與照護機構人員的行為，使被照顧者睡眠受到干擾，已是一個重要的問題，許多論文都曾對此做出討論[3]。

　　導入人性照護法的同時，必須重新審視、改變舊有的方式，這並不容易，所以我將這些改變稱為「革命」。

3.　Young JS et al. Sleep in hospital medical patients, part1: factors affecting sleep. J Hosp Med. 2008 Nov-Dec; 3(6): 473-82.
Yoder JC et al. Noise and sleep among adult medical inpatients: far from a quiet night. Arch Intern Med. 2012 Jan 9; 172(1): 68-70.

在「照護的準備工作」中提到，要運用「放棄的能力」，可是如果被照顧者嚴重抗拒，會不會出現過度耽延的情況，使被照顧者一週、甚至一個月沒洗澡呢？

　　我們並不是只要被照顧者說「討厭」就立刻放棄，而是要努力在三分鐘內獲得被照顧者的同意。在步驟一「見面前的準備」與步驟二「照護工作的準備」中，我們要盡可能留下好印象，有時候時間點也會有所影響。如果真的是強烈抗拒的被照顧者，那麼假設他是上午拒絕，你可以等下午再嘗試一次。

　　但是，一週當中並不是只有每天上午、下午兩個時段可以跟被照顧者攀談，除了請被照顧者去洗澡的時候，其他時間也可以活用人性照護法的技巧。

　　以我過去的經驗，如果持續使用人性照護法的技巧，被照顧者就會漸漸配合照護。只是過程中，你必須要組合各種技術。並且，照護者有時會不經意地只想誘導被照顧者完成自己的目的，這點絕對要小心注意。

　　實踐人性照護法的人也不會認為只要「看完這本書、參加過研習之後就立刻可以讓照護狀況變好」。如果狀況不順利，一定是有哪個地方做得不足，這時候請試著自己思考，與被照顧者對話，嘗試各種各樣的方法。

與人性照護法的相遇

東京醫科牙科大學醫學部附屬醫院・護理部長
（前足利紅十字醫院・護理部長）

川崎室子

　　日本男性的平均壽命是七九・九四歲，女性則是八六・四
一歲（資料來源：二〇一二年，日本厚生勞動省）。高齡化的
比率是二五％。日本以其他國家前所未見的速度迎接高齡化社
會，今後這個狀況也會持續加速。伴隨而來的，還有失智症患
者的增加，現今患者數推算已高達四六〇萬人。

　　如何因應高齡化社會，不僅是日本都應該關心的重要問
題，對我們護理師而言也是相當急迫的必修課題。護理師必須
對高齡者的特徵與失智症照護有深刻的理解，但是現在的基礎
照護教育當中，老年照護學所教導的知識絕對不夠。即使護理
系的學生到醫院或照護機構中臨床實習，他們所受到的指導也
仍然有所不足。

　　我服務的足利紅十字醫院是擁有五百五十五床病床的急性
期醫院。但可惜的是，我們仍沒辦法充分提供高齡者所需要的
醫療資源。在病患入院時，醫師與護理師都會以治療疾病為優
先，也害怕他們會自己拔掉管子，或發生跌倒摔傷等意外，所
以總是強力執行已然過剩的拘束行為。因為如此，病患的身體
機能明顯退化，心智能力也降低。我們都知道這些衰退的能力

要花上好幾倍的時間才有辦法恢復，卻仍告訴自己：「一切都是為了治療」。這就是護理師的現況。

我們護理師總會被地方的個案管理師與照護管理專員責備：「這些人住院後病是治好了，但心智跟身體能力都退化，沒辦法在家生活了」。實際上，因為身體能力退化而沒辦法在家生活，只好移居照護機構的人一個接著一個。但是面對這些聲浪，我們應該做些什麼？

為了維持高齡者的身體與心智能力，治療師們必須接受相當時數的訓練，並以此為基礎，意識並實踐「日常生活即復健」的重要。而我們也可以說，護理師的照護就是復健。身體能力的恢復，會同時影響心智能力的恢復，最終就可以讓被照顧者回歸「像人」的生活。在人生最後的舞台，在高齡者步向死亡之前，我們要盡可能幫助高齡者，讓他們度過「像人」的生活。而我認為這就是迎來高齡化社會的日本最優先要面對的課題。

*　*　*

在足利紅十字醫院，我有幸近距離觀察伊凡·傑內斯特先生、本田美和子醫師、林紗美護理師如何實踐人性照護法。在這之前，我完全沒想到被照顧者的表情與動作可以有這般變化！真的非常驚訝。

過程中，有位被照顧者完全不遵從護理師的指示，還出現打人、踢人等暴力行為，但傑內斯特先生就像在施魔法，不僅讓被照顧者好好聽話，也讓他取回了自我。我不禁想，這與我們以前的照護方式有什麼不同嗎……。這段時光真的很不可思議。我也深深反省了自己過去是不是用了錯誤的方式與被照顧者溝通、照護被照顧者。被照顧者的家屬也對我們說：「好久沒看到這樣的父親！我們一直都覺得造成護理師的困擾很不好意思。」

　　曾經有個被照顧者因為會任意行動，跌倒的風險極高，所以必須長時間待在護理站，在護理師的監視下度過。這位被照顧者總是閉著眼睛，面無表情，彷彿只有肉身存在。但在進行了人性照護法之後，這位被照顧者回復了原本的表情，甚至唱起歌來，這是三十分鐘前，我們都始料未及的事情。除此之外，也有拒絕口腔照護的人，居然在洗手台前自己刷起牙來。

　　這些變化並非偶然，而是進行了人性照護法的各種技術而得到的結果。換言之，並不是因為是傑內斯特先生、本田醫師、林護理師才能做到，人性照護法是任何人都可以學習的技術。實際上，看過現場照護狀況的牙科醫師也告訴我，他對不肯開口的被照顧者採取了人性照護法，最後被照顧者就溫和地張開嘴巴了。

　　人性照護法的四個基本支柱是①注視、②對話、③觸摸、④站立。這其中，站立與步行的重要性，傑內斯特先生已經強調過了。傑內斯特先生也告訴我，可以讓不同職種的工作人員一起參與，一起為被照顧者清潔身體。這個場合同時也可以作為照護會議，讓相關工作人員更理解被照顧者的身體能力，帶來更多的可能性。

　　如果被照顧者能站能走，那就可以避免他們臥床，就能預防褥瘡或肺炎等併發症。更重要的是，站立與行走可以讓被照顧者重新燃起求生意志，也讓他們保有生而為人的尊嚴。

　　但是從以前到現在，我們的照護總是朝著限制被照顧者的方向走，限制他們站立與步行的能力。原因是「要將跌倒的風險降到最低」。

　　在足利紅十字醫院，有較多跌倒、摔倒狀況的是腦外科患者眾多的住院大樓、復健大樓與安寧照護大樓。這個結果顯示，當病人開始復健後漸漸能夠走路，他們便會想盡辦法要自己走，在床邊或廁所旁努力移動步伐，最後就跌倒了。然而，跌倒其實是這些沒辦法行走的病患，在恢復步行能力時會發生的現象之一。跌倒其實是個重要的恢復過程。

　　如果沒有向患者家屬好好說明這個狀況，單看「跌倒」這

個事實，醫療人員可能會受到責備，也會被懷疑是不是工作懈怠。而且，跌倒也確實有一定的機率會造成骨折。但是，正因為高齡者的照護有這些難點，我們才更需要獲得全民的共識，也必須推廣人性照護法的思考方式。

＊　＊　＊

　　與年長的被照顧者對話時，要靠近對方、進入對方的視線範圍內。進行照護時，對話不要間斷。協助進食或口腔照護時，不要突然動作，首先要建立與被照顧者的信賴關係。然後，絕不要強迫被照顧者做他不喜歡的事情──在短期的研習當中，我學習並實踐了這些技術。或許會有人想「這些我早就知道了」，可是實際上有意識地落實這些技術的人仍然很少。

　　我聽說人性照護法的技術，是傑內斯特先生耗費四十二年的時間，以數不清的經驗設計而成的。而實際透過自己的雙眼去看，並親身體驗過的我十分確信，人性照護法無疑是一份喜訊，獻給不知道如何照顧高齡者，並為此煩惱的你。

人性照護法入門

ユマニチュード入門

作　　者	本田美和子、伊凡・傑內斯特（Yves Gineste）、蘿賽特・馬雷史考特（Rosette Marescotti）	
譯　　者	汪佳穎	
封面設計	呂德芬	
責任編輯	張海靜	
業務發行	王綬晨、邱紹溢、劉文雅	
行銷企畫	黃羿潔	
副總編輯	張海靜	
總 編 輯	王思迅	
發 行 人	蘇拾平	
出　　版	如果出版	
發　　行	大雁出版基地	

地址 231030新北市新店區北新路三段207-3號5樓

電話 02-8913-1005

傳眞 02-8913-1056

讀者傳眞服務 02-8913-1056

讀者服務信箱E-mail andbooks@andbooks.com.tw

劃撥帳號 19983379

戶名 大雁文化事業股份有限公司

出版日期　2024年03月 二版

定　　價　400元

Ｉ Ｓ Ｂ Ｎ　978-626-7334-69-0(平裝)

HUMANITUDE NYUMON by Miwako Honda, Rosette Marescotti, Yves Gineste
Copyright © 2014, Yves Gineste, Rosette Marescotti, Miwako Honda.
All Rights Reserved.
Original Japanese edition published by IGAKU-SHOIN LTD.

Traditional Chinese translation copyright © 2021 by as if Publishing, A Division of AND Publishing Ltd.
This Traditional Chines edition published by arrangement with Miwako Honda through Honno Kizuna, Inc., Tokyo, and Future View Technology.

國家圖書館出版品預行編目（CIP）資料

人性照護法入門 / 本田美和子, 伊凡．傑內斯特 (Yves Gineste), 蘿賽特．馬雷史考特 (Rosette Marescotti) 著；汪佳穎譯. -- 再版. -- 新北市：如果出版：大雁出版基地發行, 2024.03
　面；　公分
譯自：ユマニチュード入門
ISBN 978-626-7334-69-0(平裝)
1.CST: 健康照護 2.CST: 醫療服務
419.7　　　　　　　　　　113000529